THONON Diät

W0249616

Alles was Sie über die Thonon Diät wissen sollten

Wie Sie innerhalb von 14 Tagen 10 Kilo abnehmen können

1.Auflage 2020

Copyright © Felicia Seebacher

Was erwartet Sie in diesem Buch

Einleitung

Der Thonon-Diätplan ist eine der beliebtesten Diäten bei Menschen, die schnell und effektiv abnehmen möchten. Befolgen Sie diesen ultimativen Thonon-Diätplan und erhalten in dieser Zeit Ihr Fitnessprogramm aufrecht, um bessere Ergebnisse zu erzielen.

Die Thonon-Diät ist der neueste Trend in der Welt der Gesundheit und Fitness. Genau wie die Keto-Diät gewinnt auch der Thonon-Diätplan immer mehr Anhänger. Wenn Sie daran interessiert sind, einen neuen Ernährungsplan für einen gesunden und glücklichen Lebensstil zu befolgen, dann ist diese Diät genau das Richtige für Sie.

Es gibt viele kohlenhydratarme Diäten, die in der ganzen Welt beliebt sind. Auch die Thonon-Diät folgt dem Grundprinzip dieser Ernährungspläne. Das Ziel jeder kohlenhydratarmen Diät ist es, die Kohlenhydrataufnahme auf 20 bis 150 g pro Tag zu begrenzen. Dies zwingt den Körper dazu, mehr Fett als Brennstoff zu verwenden, anstatt die Kohlenhydrate als Energie zu nutzen.

Das Ziel dieser Diät ist sehr einfach: die tägliche Nahrungsaufnahme sowie die Salzaufnahme zu begrenzen und den Verzehr von Eiweißprodukten zu erhöhen. Wie bei allen Diäten zur Gewichtsabnahme ist das Naschen von Süßigkeiten zwischen den Mahlzeiten ebenso nicht erlaubt wie der Konsum von Alkohol. Andererseits ist es wichtig, 1,5 Liter Wasser pro Tag zu trinken, um alle schlechten Giftstoffe aus dem Körper auszuscheiden.
Diese Diät ist sowohl kalorienarm als auch proteinreich. Es wird geschätzt, dass bis zu 10 Kilo in 3 bis 4 Wochen verloren gehen können.

Die Thonon-Diät ist in zwei Phasen unterteilt. Die erste Phase dauert 14 Tage. Während dieser Zeit sollte Ihre Ernährung aus proteinhaltigen Lebensmitteln bestehen. Sie können nach Belieben essen, aber Lipide und Kohlenhydrate sind verboten. Dank dieser Eiweißabsorption kann Fett ausgeschieden werden, aber Ihre Muskelmasse bleibt erhalten.

Die zweite Phase ist die Stabilisierung. Ihr Ziel ist einfach: Sie soll Ihnen helfen, Ihre verlorenen Pfunde nicht zurückzubekommen. Die Dauer ist von Mensch zu Mensch verschieden. Im Allgemeinen beträgt die Dauer etwa eine Woche pro Kilogramm, welches in der ersten Phase verloren geht.

Die Thonon-Diät bietet Ihnen die Möglichkeit, innerhalb von 2 Wochen ordentlich Gewicht zu verlieren. Sie müssen sich nur an das Programm halten.

Der Thonon-Diätplan wurde im Rahmen des Diätprogramms des Thonon-Les-Bains-Krankenhauses, in Frankreich, entwickelt. Es gilt als eine der schnellsten und effizientesten Möglichkeiten, Gewicht zu verlieren. Genau wie die Keto-Diät basiert auch dieser Diätplan auf der Aufnahme großer Mengen an Proteinen.
Die Thonon-Diät wurde von einem Arzt an der Universität von Thonon-les-Bains entwickelt.

Der Diätplan leitet seinen Namen von dieser französischen Gemeinde ab.

Dieser Arzt wollte eine Diät entwickeln, die es adipösen Patienten ermöglicht, in nur 2 Wochen Gewicht zu verlieren.

Tatsächlich können oftmals übergewichtige Patienten ohne vorherige Gewichtsreduktion nicht operiert werden, somit ermöglicht die Gewichtsabnahme auch eine optimale Erholung nach der Operation.

Die rasche Gewichtsabnahme der Patienten während dieser zwei Wochen hat dazu geführt, dass die Thonon-Diät auch außerhalb der Krankenhausmauern populär geworden ist. Zudem ist der anschließende Heilungsprozess besser, wenn es vorher zu einer Gewichtsreduktion kam.

Das Prinzip der Thonon-Diät

Die Thonon-Diät wird als Fast-Food-Diät dargestellt. Sie ist kalorien-, zucker- und fettarm, aber reich an Eiweiß durch mageres Fleisch und Fisch.

Sie basiert auf einem 14-tägigen Plan, der konsequent eingehalten werden sollte. Im Anschluss folgt die Phase der Stabilisierung. Sollten Sie ihr Ziel am Ende der ersten 14 Tage nicht erreicht haben, besteht die Möglichkeit, die erste Phase noch einmal zu wiederholen. Es sollte aber nicht länger als 14 Tage durchgeführt werden.

Sie können zu den Mahlzeiten ganz nach Belieben Gemüse verzehren, allerdings sollte es auf natürliche Weise zubereitet sein. Die meisten Anhänger dieser Diät erzielen bereits nach wenigen Tagen großartige Ergebnisse.

Die Durchführung ist sehr einfach. Auf der Thonon-Website finden Sie eine Vielzahl an Menüs für jede Mahlzeit. Um das bestmögliche Ergebnis zu erhalten sollten Sie sich genau an die Menüvorgabe halten.

Wenn Sie sich für die Thonon-Diät entscheiden, sollten Sie auf jeglichen Konsum von Salz, Alkohol, Kohlenhydraten (Zucker) und Fetten (Butter) verzichten.

Der Ernährungsplan der Thonon-Diät

Der Ernährungsplan ist eine Kombination aus kalorienarmen und proteinreichen Lebensmitteln. Das bedeutet, dass Ihre Ernährung eine höhere Dosis an Eiweiß enthält und gleichzeitig die Aufnahme von Fett und Kohlenhydraten begrenzt wird. Die Zufuhr von Eiweiß trägt dazu bei, die Muskeln zu erhalten ohne das Fett zu schmelzen. Ihre Kalorienzufuhr ist auf 600 bis 800 Kalorien pro Tag mit einem strikten Ernährungsplan beschränkt.

Obwohl dieser Diätplan in letzter Zeit sehr populär geworden ist, erfordert er einen starken Willen und Entschlossenheit. Der Ernährungsplan verlangt, dass Sie sich 14 Tage lang an einen strengen Ernährungsplan halten. Am Ende der 14 Tage können Sie bis zu 10 kg abgenommen haben. Bei strikter Einhaltung des Thonon-Diätplans wird das gefährliche Bauchfett, das sich normalerweise um alle lebenswichtigen Organe herum ablagert, wirksam reduziert.

Das Gute an diesem Diätplan ist, dass nach den ersten 2 Wochen, in der Sie bereits eine beträchtliche Menge an Gewicht verloren haben, eine Stabilisierungsphase eintritt. Diese Stabilisierung ist es, die Ihnen hilft, das verlorene Gewicht nicht zurückzubekommen. Genauer gesagt, ist die Stabilisierungsphase der Schlüssel zum Erfolg.

Da die Aufnahme von Kohlenhydraten in dieser Diät begrenzt ist, werden die Fettsäuren ins Blut abgeführt und zur Leber transportiert, wo ein Teil davon in Ketone umgewandelt wird. Ketone sind Nebenprodukte des Körpers, die bei geringer Kohlenhydrataufnahme Fette zur Energiegewinnung abbauen. Der Körper verwendet diese Ketone und Fettsäuren zur Umwandlung in Energie, da die Hauptenergiequelle (Kohlenhydrate) in unserer Diät fast nicht vorhanden ist.

Thonon-Diät-Lebensmittel

Während der Diät können Sie dreimal täglich essen. Alle Mahlzeiten, Frühstück, Mittagessen und frühes Abendessen sollten leicht und kalorienarm sein.

- ✯ Der Morgen beginnt mit einer Tasse heißem schwarzem Kaffee und etwas Joghurt oder einem kleinen Stück Brot
- ✯ das Mittagessen besteht in der Regel aus hart gekochten Eiern
- ✯ und das Abendessen aus selbstgemachter Suppe, Obst und einem kleinen Stück Brot.

Leichte Cheat-Days sind an Tag 7 und Tag 14. Bitte beachten Sie, dass Alkohol weder in der Diätzeit noch an Cheatdays erlaubt ist.

Vorteile: Was sagt die Forschung?

Menschen, die eine Diät machen, bei der sie nur einmal am Tag etwas essen dürfen, glauben, dass sie schnell abnehmen werden. Sie denken auch, dass so eine Diät leicht einzuhalten sei, da keine Kalorien gezählt werden müssen. Aber Essen ist in einer Diät kein Tabu.

Allerdings gibt es kaum Belege dafür, dass nur eine Mahlzeit am Tag zur Gewichtsabnahme beitragen kann.

Eine Studie deutet darauf hin, dass das intermittierende Fasten dem Menschen beim Abnehmen helfen kann, obwohl auch vor diversen Risiken gewarnt wird, z.B. vor einer Zunahme des Körperfetts.

Nur eine der eingeschlossenen Studien konzentrierte sich auf das Muster "eine Mahlzeit pro Tag". Die Teilnehmer an dieser Studie nahmen ihre tägliche Kalorienmenge während eines 4-Stunden-Fensters am Abend zu sich. Einige stellten eine Verbesserung bei der Fettmasse und dem Körpergewicht fest, andere jedoch einen Anstieg von Cholesterin und Blutdruck.

Andere Untersuchungen kamen inzwischen zu dem Schluss, dass abwechselndes Fasten am Tag nicht wirksamer, als eine kalorienreduzierte Diät, ist. Zumindest was die Gewichtsabnahme, das kardiovaskuläre Risiko oder die Fähigkeit, die Diät einzuhalten betrifft.

Andere Studien zum intermittierenden Fasten haben Folgendes festgestellt:

Kurzfristiges Fasten, bei dem man während eines Zeitfensters von 4 bis 8 Stunden isst, kann bei Menschen mit Typ-2-Diabetes den Blutzuckerspiegel senken und das Gewicht reduzieren.
Wenn man einen Monat lang 15 Stunden pro Tag fastet, kann dies der allgemeinen Gesundheit einer Person zugutekommen und bei Menschen mit Adipositas die Fähigkeit der Körperzellen Krankheiten zu widerstehen stärken.

Zeitlich begrenztes Essen, oder Essen innerhalb eines Zeitfensters von 8 Stunden oder kürzer, schaltet die Autophagie ein, ein Prozess, den der Körper laut einer Studie aus dem Jahr 2017 nutzt, um beschädigtes Material zu reinigen. Dies könnte sich als eine wertvolle Strategie zur Vorbeugung und Behandlung vieler altersbedingter, chronischer Erkrankungen erweisen.

Viele dieser Studien befassten sich jedoch nicht speziell mit der Option von nur einer Mahlzeit pro Tag.

Intermittierendes Fasten* ist bei Menschen, die abnehmen oder ihren allgemeinen Gesundheitszustand verbessern wollen, immer beliebter geworden.

(*Zu diesem Thema möchte ich Ihnen mein Buch „Intervallfasten" empfehlen. Den Link und Buchtitel finden Sie hinten im Buch)

Risiken

Die Auswirkungen des Fastens über 23 Stunden pro Tag sind kaum erforscht worden. Als extremer Ernährungsplan kann es jedoch Risiken geben.

Zum Beispiel kann sich eine Person auf täglicher Basis sehr hungrig fühlen, unter starker Müdigkeit leiden, sich, aufgrund einer ungleichmäßigen Energiezufuhr, zittrig, schwach und gereizt fühlen, wenn der Blutzuckerspiegel sinkt. Auch sind Konzentrationsschwierigkeiten keine Seltenheit.

Für einige Menschen kann das Risiko eines Essens von einer einzigen Mahlzeit pro Tag das Risiko eines Essens in Form eines Binge Eating während der einzigen Mahlzeit erhöhen, das heißt, dass die Heißhungerattacken zunehmen können. In einigen Fällen kann die Befolgung einer restriktiven Diät sogar das Risiko erhöhen eine langfristige Essstörung zu entwickeln, wie einige Untersuchungen zeigen.

Andere Probleme, die auftreten können, sind unter anderem Folgende:

- Es kann der Person schwerfallen, während der einzelnen Mahlzeiten ausreichend zu essen, da sie sich schnell satt fühlt.
- Im Laufe der Zeit kann der Wunsch zu essen während der Fastenzeit, im Vergleich zu anderen Formen des Fastens, eher zunehmen als abnehmen.
- Das Körperfett kann eher zu- als abnehmen.
- Nährstoffmangel kann auftreten, wenn eine Person diesen Ernährungsplan über einen längeren Zeitraum befolgt.
- Der Körper kann anfangen, Muskelmasse zu verlieren, wenn eine Person in einen Zustand des Halbverhungerns gerät.

Die Thonon-Diät ist mit gesundheitlichen Risiken verbunden: Sie ist daher für Kinder, ältere Menschen, Schwangere und Menschen mit empfindlichem Darm verboten. Da sie bindend ist, schließt sie jeglichen Konsum von Salz, Alkohol, Kohlenhydraten und Lipiden aus.

Diese, im Wesentlichen aus Proteinen bestehende Schlankheitsmethode, ist für Vegetarier nicht zu empfehlen! Um sicher zu sein, dass diese Behandlung für Sie das Richtige ist, zögern Sie nicht, sich vor Beginn der Behandlung von Ihrem Arzt untersuchen zu lassen. Es ist zu empfehlen, sich während der Diät mit Nahrungsergänzungsmitteln zu versorgen, da es sonst zu erheblichem Vitamin- oder Mineralsalzmangel kommen kann, welcher zu starker Ermüdung führen kann.

Diese Diät ist sehr kalorienarm. Trinken Sie, bevor Sie morgens aus dem Haus gehen, zumindest eine Tasse Tee oder Kaffee.
Anmerkung: Diese Diät erfordert eine große Motivation und Entschlossenheit, da sie die tägliche Einhaltung eines Programms erfordert, und zwar ohne Abweichung.

Seien Sie sich schließlich bewusst, dass ein solches Schlankheitsprogramm Disziplin und einen starken Willen benötigt, um erfolgreich zu sein.

Die Thonon-Diät besteht aus zwei verschiedenen Phasen

Die erste Phase der Thonon-Diät dauert 14 Tage. Sie besteht aus einer kalorienarmen Diät und durch ein wichtiges Detail wird sie Sie nicht mehr loslassen.

Die zweite Phase der Thonon-Diät ist eine Stabilisierungsphase. Diese Phase dauert mehrere Wochen. Je nachdem, wie viele Kilos Sie bereits verloren haben.

In der zweiten Phase wird Ihr Gewicht stabilisiert werden.
Um es einfacher auszudrücken: Für jedes Kilo, das Sie abgenommen haben, brauchen Sie eine Woche Stabilisierung.

ERSTE PHASE

Die erste Phase der Thonon-Diät ist eine Schlankheitskur, die eine kalorienarme Ernährung mit einer entsprechenden eiweißreichen Diät kombiniert.

Das bedeutet, dass Ihre tägliche Ernährung in erster Linie auf der Proteinzufuhr basiert, mit einer entsprechenden Reduzierung der Kohlenhydrat- und Lipidaufnahme.

Die Proteinaufnahme hilft Ihnen auch dabei, die Muskelmasse Ihres Körpers zu erhalten, ohne die Fettverbrennung zu beeinträchtigen.

Die erste Phase der Thonon-Diät ist ein schnelles System. Eine Diät, die leicht einzuhalten ist, aber einen starken Willen erfordert, um die Gewichtsabnahme zu erreichen.

Um Gewicht zu verlieren ist es notwendig das Schlankheitsprogramm, das THONON-SYSTEM, 14 Tage lang ohne Abweichung von den Anweisungen dieser Schlankheitsdiät anzuwenden.

Am Ende der 14 Tage werden Sie feststellen, dass Sie etwa 10 Kilo verloren haben - das ist keine Zauberei. Es handelt sich nur um eine effektive Diät, die sie strikt befolgen sollten. Für viele handelt es sich sogar um eine kostenlose Diät.

Alle Anweisungen, Menüs, Dosierungen und erlaubten Nahrungsmittel werden später im Buch erklärt.

Als Fortführung der ersten Phase der Thonon-Diät beginnen Sie die Phase der Stabilisierung. Diese dauert, wie oben erwähnt, eine Woche für jedes Kilo, das Sie während der ersten Phase dieser Diät verloren haben.

In dieser ersten Phase müssen Sie 14 Tage lang eine Diät einhalten. Tatsächlich handelt es sich um eine 7-tägige Diät, welches drei tägliche Mahlzeiten (Frühstück, Mittag- und Abendessen) umfasst, die während der zweiten Woche wiederholt werden müssen.

Wir wollen uns mal die Mahlzeiten im Detail ansehen:

Ihr Frühstück: Das Menü beginnt mit einem zuckerfreien und daher kalorienarmen Frühstück. Es beinhaltet Kaffee (ohne Milch und ohne Zucker) oder Tee. An manchen Tagen können Sie Vollkornbrot oder geriebene Karotten essen.
Ihr Mittagessen: Ihr Mittagessen besteht aus kalorienarmen und eiweißreichen Gerichten. Damit Sie sich nicht hungrig fühlen können Sie von den Lebensmittelangeboten essen was Sie möchten.
Folgende Lebensmittel sind erlaubt: Eier, Gemüse (Spinat, Tomaten, Salat, Karotten usw.) und Obst. Am Wochenende können Sie gerne auch ein Stück mageres, gegrilltes Fleisch (Huhn oder Rind) essen.
Ihr Abendessen: Zum Abendessen werden Sie kalorienarme und eiweißreiche Lebensmittel essen und zwischen Obst und Gemüse wechseln.
Einige Abendessen werden ausschließlich eiweißreiches Fleisch enthalten. Um den möglichen Hunger zu kompensieren, haben Sie immer die Möglichkeit, eine zusätzliche Portion Fleisch zu essen.
Sie können zwischen gegrilltem oder gekochtem, magerem Fleisch (Steak oder Schinken), Gemüse (Salat, Karotten usw.), Obst und Joghurt wählen.
Wenn Sie noch hungrig sind, trinken Sie so viel Wasser wie möglich.

Zweite PHASE - STABILISIERUNGSPHASE

Die Gewichtsabnahme ist sicherlich wichtig und interessant. Aber der Prozess, das verlorene Gewicht nicht wiederzugewinnen, ist das Ziel einer effektiven Stabilisierungsphase.

Nach 14 Tagen der Thonon-Diät ist das Programm noch nicht abgeschlossen. Jetzt müssen Sie Ihr neues Gewicht halten. Mit der Stabilisierungsphase der Diät und dem Gefühl der völligen Freiheit können Sie eine erneute Gewichtszunahme vermeiden.

An diesem Punkt wird Ihnen der Diätplan zeigen, wie Sie die Kalorienmenge, die Sie aus Ihren Mahlzeiten erhalten, kontrollieren können und wie Sie auch langfristig Ihren Erfolg halten können.

Wie viele andere Diäten auch, beinhaltet die Thonon-Diät eine Stabilisierungsphase. So soll erreicht werden, dass Sie Ihr neu erlangtes Gewicht auch dauerhaft halten können und die in der ersten Phase unternommenen Anstrengungen zum Erreichen des neuen Gewichts nicht verloren gehen und das Gewicht definitiv nicht wieder auf das vorherige Niveau zurückkehren darf.

Während dieser Phase ist es das Ziel, eine eingeschränkte Kalorienzufuhr einzuhalten:

- Für Frauen: 1200 kcal / Tag (bei Bedarf können Sie bis zu 1500 kcal verbrauchen, wenn Sie hungrig sind)
- Für Männer: 1500 kcal / Tag (bei Bedarf können Sie auf 1200 kcal reduzieren, wenn Ihnen Ihre Mahlzeiten zu schwer erscheinen).

Sie werden in der Stabilisierungsphase die gleichen Nahrungsmittel zu sich nehmen, die Sie bereits in der ersten Phase gegessen haben. Nun haben Sie aber die Möglichkeit Lebensmittel zu kombinieren.

Zum Beispiel kann Ihr Frühstück eine Tasse Tee, Joghurt, ein Stück Vollkornbrot und frisches Obst enthalten.

Die Thonon-Diät in der Praxis: Die 14-tägigen Menüs

Tatsächlich handelt es sich dabei um 7 Tage mit verschiedenen Rezepten, die über 2 Wochen wiederholt werden. Während dieser Phase beträgt die Energiezufuhr 600 - 800 Kalorien pro Tag.

Wenn wir wissen, dass ein durchschnittlicher Mann 2500 Kalorien pro Tag und eine Frau 2000 Kalorien pro Tag braucht, um richtig zu funktionieren, können wir sehen, dass diese Zahl extrem niedrig ist. Das ist drei- bis viermal weniger als die empfohlene Energiezufuhr für Erwachsene.

Mit anderen Worten, die ersten zwei Wochen der Diät sind nicht einfach.

Erster Tag der Thonon-Diät

Frühstück: schwarzer Kaffee oder (grüner) Tee ohne Zucker
Mittagessen: 2 gekochte Eier und ungesalzener Spinat
Abendessen: ein gegrilltes Steak mit Salat und Sellerie

Zweiter Tag

Frühstück: Kaffee oder Tee ohne Zucker, aber nach Wunsch, ein wenig Milch
Mittagessen: Großes Steak, Salat, Tomaten und Früchte Ihrer Wahl
Abendessen: Gekochter Schinken Ihrer Wahl

Dritter Tag

Frühstück: Zuckerfreier Kaffee oder Tee und 1 kleines Vollkornbrot
Mittagessen: 2 gekochte Eier, Salat und Tomaten Ihrer Wahl
Abendessen: Schinken und Salat Ihrer Wahl

Vierter Tag

Frühstück: Kaffee oder zuckerfreier Tee, ein kleines Brötchen
Mittagessen: 1 hartgekochtes Ei, rohe oder gekochte Karotten, ein Stück Käse
Abendessen: Früchte Ihrer Wahl und ein Naturjoghurt

Fünfter Tag

Frühstück: Geriebene Möhren, 1 frischer Kaffee oder Tee
Mittagessen: Fisch in Brühe und dazu 2 Tomaten
Abendessen: Ein Stück Steak und grüner Salat, je nach Wunsch

Sechster Tag

Frühstück: zuckerfreier Kaffee oder Tee und ein kleines Brötchen
Mittagessen: Gebratenes Hähnchen, nach Ihren Wünschen
Abendessen: zwei gekochte Eier, rohe oder gekochte Karotten, je nach Wunsch

Siebter Tag

Frühstück: zuckerfreier Kaffee oder Tee, alternativ Kräutertee mit Zitrone
Mittagessen: Ein großes Steak, Früchte Ihrer Wahl.
Abendessen: Frei: Essen Sie was Sie möchten, aber in Maßen (kein Alkohol)

Achter Tag der Thonon-Diät

Wiederholen Sie den ersten Tag und das Menü für die restlichen Tage bis zum 14. Tag

Wenn Sie das Diätprogramm konsequent befolgt haben, sollten Sie etwa 10 Kilo an Gewicht verloren haben.

In der zweiten Woche gibt es ein Menü, so wie oben beschrieben. Wenn Sie ihr Wunschgewicht erreicht haben folgt immer eine Stabilisierungsphase.

Die Thonon-Diät in der Praxis, Menüs der Stabilisierungsphase

Das Prinzip ist einfach. Es ist wichtig, die Stabilisierungsphase am Ende der Thonon-Diät zu verfolgen, um nicht wieder an Gewicht zu gewinnen und den Jo-Jo-Effekt zu vermeiden.

Wir wiederholen nochmal:

- Frauen sollten einen Plan von 1200 Kalorien pro Tag wählen und bei Hunger auf 1500 Kalorien pro Tag erhöhen.
- Männer sollten direkt die 1500 Kalorien pro Tag wählen und auf 1200 Kalorien pro Tag verringern, wenn die Menüs zu „groß" sind.

Bei den Stabilisierungsdiätplänen werden Sie bei der Betrachtung dieser Menüs feststellen, dass sie sich ergänzen. Sie können also von dem einen zum anderen wechseln, indem Sie einige Nahrungsmittel hinzufügen oder weglassen, ohne ein ernährungsphysiologisches Ungleichgewicht zu schaffen.

Stabilisierungsdiät: 1200 Kalorien pro Tag

Frühstück

- Eine Tasse Tee oder Kaffee, kein Zucker
- Ein fettarmer Joghurt oder 100 g Hüttenkäse oder ein Glas Magermilch
- 1 Scheibe Vollkornbrot oder Weißbrot, standardmäßig mit 10 Gramm Margarine
- 1 frisches Obst oder ein Glas Fruchtsaft

Imbiss

- 100 Gramm Hüttenkäse oder eine kleine frische Frucht
- Eine Tasse Tee, Kaffee oder zuckerfreien Tee

Mittagessen

- 100 bis 200 Gramm Gemüse nach Wahl, mit einer Vinaigrette, welche einen Teelöffel Pflanzenöl, wegen der essenziellen Fettsäuren, enthält.
- 100 bis 150 Gramm mageres Fleisch oder Fisch (abwechselnd mit zwei gekochten Eiern, zweimal pro Woche) als Protein
- 100 bis 200 Gramm Gemüse nach Wahl als Vitamin- und Ballaststoff-Lieferant
- 100 Gramm ungesüßter magerer Hüttenkäse
- 1 frische Frucht, gewaschen und nicht geschält

Nachmittags-Imbiss

- Ein Joghurt mit 0% Fett
- Ein heißes oder kaltes Getränk ohne Zucker

Abendessen

- Ein Teller hausgemachte Suppe mit Gemüse, um wieder Vitamine und Ballaststoffe zu sichern
- 1 kleine Kartoffel für die Kohlenhydrate
- 100 bis 150 Gramm gekochtes Fleisch oder gekochten Fisch ohne Fett
- 100 bis 200 Gramm grünes Gemüse mit 10 Gramm Margarine für essentielle Fettsäuren
- 1 Scheibe Brot
- 1 kleine Frucht gewaschen, aber nicht geschält

Spätabends

- Ein Getränk aus Wasser und Zitrone oder Limone

Stabilisierungsdiät: 1500 Kalorien pro Tag

Frühstück

- Eine Tasse Tee oder Kaffee, kein Zucker
- Ein fettarmer Joghurt oder 100 g Hüttenkäse oder ein Glas Magermilch
- 1 Scheibe Vollkornbrot oder Weißbrot, standardmäßig mit 10 Gramm Margarine
- 1 frisches Obst oder ein Glas Fruchtsaft

Imbiss

- 100 Gramm Hüttenkäse oder eine kleine frische Frucht
- Eine Tasse zuckerfreien Tee oder Kaffee

Mittagessen

- 100 bis 200 Gramm Gemüse nach Wahl, mit einer Vinaigrette, die mit einem Teelöffel Pflanzenöl angerührt wird
- 100 bis 150 Gramm Fisch, mageres Fleisch (abwechselnd mit zwei Eiern, zweimal pro Woche) für Protein
- 100 bis 200 Gramm Gemüse nach Wahl für Vitamine und Ballaststoffe
- Eine Schüssel stärkehaltiger Lebensmittel: Vollkorn, Hülsenfrüchte oder Kartoffeln
- 100 Gramm ungesüßter magerer Hüttenkäse
- 1 frische Frucht, gewaschen und nicht geschält

Nachmittags-Imbiss

- Ein Joghurt mit 0% Fett
- Ein heißes oder kaltes Getränk ohne Zucker

Abendessen

- Einen Teller hausgemachte Suppe mit Gemüse für Vitamine und Ballaststoffe
- 1 kleine Kartoffel für die Kohlenhydrate
- 100 bis 150 Gramm gekochtes Fleisch oder gekochten Fisch ohne Fett
- 100 bis 200 Gramm grünes Gemüse mit 10 Gramm Margarine für essentielle Fettsäuren
- 1 Scheibe Brot
- 1 kleine Frucht gewaschen, aber nicht geschält

Spätabends

- Ein Getränk mit Zitrone oder Limone

Während der Thonon-Diät ist folgendes verboten

- Trinken von Alkohol
- Salz zum Kochen verwenden
- Essen von Lebensmitteln, die nicht auf dem Wochenplan stehen
- Snack zwischen den Mahlzeiten

Mit anderen Worten, die erste Phase der Thonon-Diät basiert hauptsächlich auf der Aufnahme von Eiweiß und der Begrenzung von Lipiden und Kohlenhydraten.

Die Ergebnisse und die Wirksamkeit der Thonon-Diät

Es ist sicher, dass Sie abnehmen werden: mindestens 3 bis 4 Kilo, höchstens 10 Kilo. Schon nach wenigen Tagen werden Sie die Ergebnisse sehen!

Außerdem können Sie Ihr Gewicht halten, da sich durch die Stabilisierungsphase kein Jo-Jo- Effekt einstellt.
Dies sind Menü-Ideen bei 1500kcal / Tag. Es besteht daher ein geringes Risiko, dass Sie sich bei der Rückkehr zu einer normalen Mahlzeit hungrig fühlen.

Unser Tipp: Überlegen Sie sich den richtigen Zeitpunkt, an dem Sie mit der Diät beginnen. Beginnen Sie nur, wenn Sie sicher sind, dass Sie es schaffen. Zögern Sie nicht Ihren Arzt um Rat zu fragen, bevor Sie mit der Thonon-Diät beginnen.

Dauer der Thonon-Diät

Das Programm sieht vor, dass diese Phase so viele Wochen dauert, wie Sie in den letzten zwei Wochen abgenommen haben. Wenn Sie also 10 Kilo verlieren, dauert die Stabilisierungsphase 10 Wochen. Ihre Ernährung während dieser Zeit besteht aus einem Menü mit einer Kombination von Lebensmitteln, die vom Programm vorgeschlagen werden.

Es scheint und erweist sich tatsächlich als ein sehr logisches Programm. Vor allem ohne die Schaffung von Hungeranfällen für diejenigen, die es korrekt befolgen.

Ein wichtiger Punkt, der noch einmal betont werden muss:

Wenn Sie viel abnehmen möchten und dieses Ziel nach 14 Tagen nicht erreicht haben wiederholen Sie die erste Phase der Diät, bevor Sie mit der Stabilisierungsphase beginnen.

Allerdings ist Vorsicht geboten. Versuchen Sie nicht, das Programm mehr als zweimal zu wiederholen.
Es ist sehr wichtig, dass Sie sich und Ihre Gesundheit schützen.
Wichtig ist wie gesagt die konsequente Einhaltung der Vorgaben.

Warum konzentriert sich die Thonon Diät auf proteinreiche Lebensmittel?

Die Thonon-Diät fokussiert sich zum einen auf proteinreiche Lebensmittel, weil eine erhöhte Proteinaufnahme zu einem vorübergehenden Anstieg des Stoffwechsels führt. Dies bedeutet einen höheren Kalorienverbrauch. Zweitens zügelt eine hohe Eiweißzufuhr Ihren Appetit, was Sie daran hindert, zu viel zu essen und zu viele Kalorien aufzunehmen.

Eiweiß hat einen größeren Einfluss auf Hunger und Sättigung als Kohlenhydrate und Fette.

Nahrungsergänzungsmittel

Während der ersten Phase und der Stabilisierungsphase wird die Einnahme von Nahrungsergänzungsmitteln (z.B. Multivitamin- und Omega-3-Fettsäurepräparate) empfohlen, um Vitaminmangel an Mineralien und guten Fetten zu vermeiden.

Auch Fatburner und Schlankheitskapseln werden in dieser Diät empfohlen, um die Fettverbrennung zu fördern.

Welche Nahrungsergänzungsmittel sollte ich verwenden?

Obwohl Nahrungsergänzungsmittel nicht für alles die richtige Antwort sind, sind sie hilfreich bei der Aufrechterhaltung der, für die Thonon-Diät erforderlichen, proteinreichen Ernährung.

Die folgenden Nahrungsergänzungen werden empfohlen

- Serumprotein - Für Sportler, die nach einer Möglichkeit suchen, ihren Erholungsprozess zu beschleunigen und mehr Muskelmasse aufzubauen, ist Serumprotein eine ausgezeichnete Wahl. Es ist einfach und bequem und erfüllt die Proteinziele. Je nach Ihrem Ziel können Sie sich für Molkenprotein oder ein kohlenhydratarmes bis kohlenhydratfreies Molkenprotein-Isolat entscheiden.
- BCAA - Branched Chain Amino Acid hilft, die Muskeln während eines intensiven Trainings zu erhalten.
- Glutamin - Hilft bei der Erholung nach dem Training
- Kreatin - Sorgt für explosive Kraft und Leistung im Fitnessstudio

Viele Experten vergleichen die Thonon-Diät mit Crash-Diäten, die bekanntermaßen negative Auswirkungen auf den Körper haben. Schockdiäten können Ihren aktuellen Stoffwechsel ruinieren und auch zu einer Gewichtszunahme führen, nachdem die Diät beendet wurde.

Der Mangel an Kalorien kann auch Ihre Stimmung und Ihre Konzentrationsfähigkeit verändern. Wie schon besprochen, wird die Stabilisierungsphase dies verhindern.

14 Tage voller effizienter Ernährung

Die Thonon-Diät beginnt mit einer restriktiven Diät, führt aber sehr schnell zu überraschenden Ergebnissen.
Die Thonon-Diät kann und sollte jedoch nicht länger als 14 Tage durchgeführt werden.

Währenddessen sind Nahrungsergänzungsmitteln zu empfehlen, um das Risiko von Ernährungsmängeln zu verringern.

- Wenn 14 Tage nicht ausreichen, um das Zielgewicht zu erreichen, wird dringend empfohlen, vor einer weiteren 14-tägigen Periode eine Stabilisierungsphase durchzuführen.
- Die meisten Frauen, die die Thonon-Diät ausprobiert haben, berichten über einen erheblichen Gewichtsverlust von mindestens 5 bis 7 Kilo.
- Der Hauptnachteil der Thonon-Diät hängt mit der Frustration zusammen, die man aufgrund der geringen Auswahl an Lebensmitteln haben kann.
- Aber im Gegensatz zu einigen proteinreichen Diäten wie der Dukan-Diät wird eine tägliche Einnahme von Ballaststoffen (Salate, Gemüse) jeglichen Problemen mit Verstopfung vorbeugen.

Eine Stabilisierungsdiät zur Konsolidierung des verlorenen Gewichts

Die Stabilisierungsphase ist die zweite Phase der Thonon-Diät. Sie ermöglicht es Ihnen, Ihr verlorenes Gewicht nicht zurückzubekommen.

Wie wir schon erfahren haben, dauert die Stabilisierungsphase eine Woche pro ein Kilo Gewichtsverlust.

Vorteile des Thonon-Diät-Programms

- Der größte Vorteil dieser Diät ist, dass Sie sehr schnell abnehmen können. Daher ist sie wirklich für Menschen geeignet, die in kurzer Zeit abnehmen wollen, z.B. vor einer Hochzeit, vor den Sommerferien oder nach den Ferien.
- Da sie reich an Proteinen ist, hilft sie Ihnen Fett zu verbrennen, ohne dass Sie Ihre Muskelmasse verlieren.
- Sie werden in den Genuss einer Ernährung kommen, die reich an Obst und Gemüse ist, was Ihnen wiederum hilft, Verstopfung zu vermeiden, was bei anderen Diätmethoden oft der Fall ist.
- Sie können ohne Hungergefühl abnehmen, weil Sie so viel essen können, wie Sie wollen. Sie essen Nahrungsmittel aus der Natur, denn nur die sind in diesem Diätplan enthalten.
- Gelegentlich kann die Thonon Diät dazu verwendet werden, um bei Menschen, die Schwierigkeiten haben Gewicht zu verlieren, eine ermutigende Gewichtsabnahme einzuleiten. Aber selbst dann reicht eine Woche.
- Die Autoren der Thonon-Diät weisen darauf hin, dass es am Besten ist, vor dem Beginn der Diät den Arzt zu konsultieren und sich einer medizinischen Untersuchung zu unterziehen: ein Rat, den Sie unbedingt befolgen sollten!
- Es gibt eine Stabilisierungsphase, die Ihnen hilft, Ihr Wunschgewicht zu halten. Sie vermeiden So eine Gewichtszunahme und es wird sich kein Jo-Jo-Effekt einstellen.

Nachteile des Thonon-Diät-Programms

- Dieses Programm ist fast für jeden geeignet. Allerdings nicht geeignet für Kinder, Schwangere, ältere Menschen oder Menschen mit einer Magenempfindlichkeit.
- Das Programm zielt darauf ab, in kurzer Zeit Gewicht zu verlieren. Aus diesem Grund ist es nicht für die Verwendung mit mehreren Menüs konzipiert. Diese Tatsache hat zur Folge, dass die Differenzierung von Vitaminen und Mineralien für normale Körperfunktionen reduziert wird. Es sollte nicht über lange Zeiträume hinweg befolgt und nicht unbegrenzt wiederholt werden! Es wird in mehreren Fällen vorgeschlagen, Nahrungsergänzungsmittel zur Bekämpfung von Müdigkeit oder zum Ausgleich von Ernährungsmängeln einzunehmen.

Nehmen Sie nach den Regeln dieses Programms ab

- Es ist besser nur zuckerfreie Getränke, kein Salz und auf keinen Fall Alkohol zu trinken. Zucker ist der schlimmste Feind eines Jeden, der versucht Gewicht zu verlieren.
- Parallel zu dieser Diät wird die Einnahme von Vitaminpräparaten zum Ausgleich von Ernährungsdefiziten empfohlen.
- Sandwiches oder Snacks für zwischendurch werden nicht empfohlen. Hohes Körpergewicht wird in den meisten Fällen durch eine ungesunde Lebensweise und schlechte Essgewohnheiten erhöht.

Wirksamkeit der Thonon-Diät

Nach Angaben der Autoren der Diät erreicht der erwartete Gewichtsverlust 10 kg in 14 Tagen, obwohl im Durchschnitt 5 bis 6 kg verloren gehen. Während der Stabilisierungsphase wird angenommen, dass der Gewichtsverlust mit einer Rate von 1 kg pro Woche weitergeht.

Wenn man sich in verschiedenen Foren auf Online Erfahrungen bezieht, ist der erzielte Gewichtsverlust von einer Person zur anderen sehr unterschiedlich. Während einige die versprochenen Zahlen praktisch erreichen, verlieren andere nicht viel mehr als 1 kg pro Woche, und einige behaupten, in der Stabilisierungsphase wieder Gewicht gewonnen zu haben.

Männer verlieren oft mehr Gewicht als Frauen. Die Thonon-Diät ist wahrscheinlich weniger wirksam bei Menschen, die bereits früheren Diäten gefolgt sind.

Es ist wichtig zu wissen, dass eine rasche Gewichtsabnahme nicht nur einen Verlust von Fett, sondern auch einen Verlust von Muskeln bedeutet. Die Thonon-Diät, die Salz verbietet, ist auch mit einem erheblichen Wasserverlust verbunden.

Kontraindikationen der Thonon-Diät

Die Thonon-Diät ist streng verboten bei:

- Kinder
- Älteren Menschen
- Schwangeren Frauen
- Menschen mit psychischen Erkrankungen
- Menschen mit einem schwachen Körperbau

Die Thonon-Diät ist auch formell für Menschen mit empfindlichem Magen oder Darm verboten.

Vor Beginn einer Thonon-Diät ist es unerlässlich einen Arzt (Ernährungsberater, Ernährungsberater) zu konsultieren, um eine Gesundheitsuntersuchung durchzuführen und sicherzustellen, dass die Thonon-Diät durchgeführt werden kann.

Es wird auch empfohlen, dass Sie die Hilfe einer Ernährungsexpertin in Anspruch nehmen, um einen perfekten Ernährungsplan zu erstellen. Dies wird Ihnen helfen, nahrhafte Mahlzeiten zu erhalten und auch die Vorteile der Gewichtsabnahme zu nutzen.

Die Thonon-Diät: Was sind die möglichen Gesundheitsrisiken?

Obwohl die Thonon-Diät besonders wirksam ist, sollten Sie wissen, dass sie nicht ohne gesundheitliche Risiken ist.

- Eine Gewichtsabnahme von bis zu 19 Kilo in nur zwei Wochen kann für Ihre Gesundheit nicht unbedingt von Vorteil sein.
- Die Thonon-Diät ist besonders kalorienarm, und es kann zu verschiedenen Problemen kommen, wie zum Beispiel, Verdauungsstörungen und Störungen beim Lernen.

Nachteile der Thonon-Diät

Diese Diät ist sehr restriktiv. Neben dem Verbot bestimmter Lebensmittel wird ein kalorienarmer Speiseplan vorgeschlagen, damit kein Hunger auftritt und man ihn leicht vernachlässigen kann.

Auf der anderen Seite wird ein Plan für körperliche Aktivität empfohlen, um überschüssige Kalorien zu verbrennen.

Funktioniert die Thonon-Diät wirklich?

Theoretisch ja, obwohl der einseitige Ernährungsplan für die meisten Menschen wahrscheinlich schwer einzuhalten ist, sagt Samantha Rigoli, eine eingetragene Ernährungsberaterin bei Healthy to the Core in New York City.

Am Anfang könnte man vielleicht Gewicht verlieren, aber es zu behalten, wäre eine ganz andere Geschichte. Und auf kurze Sicht könnten Menschen, die hauptsächlich Proteine mit nur geringen Mengen an Ballaststoffen zu sich nehmen, Verstopfung und Unwohlsein verspüren.

Während die Thonon-Diät die Zahl auf der Waage sinken lässt, lässt das "unrealistische Tempo" und der Natriummangel Frau Rigoli vermuten, dass die Menschen vor allem Flüssigkeit verlieren.

Das kommt wieder zurück, sobald sie wieder regelmäßig „normale Nahrung“ zu sich nehmen.

Welche Faktoren beeinflussen den Stoffwechsel?

Die tägliche Kalorienaufnahme und das Körpergewicht wirken sich auf den Stoffwechsel aus.

Es ist bekannt, dass sich der Stoffwechsel nach 3 Tagen einer extrem kalorienarmen Ernährung verlangsamt. Neuere Forschungen zeigen jedoch, dass eine drakonische Ernährung den Stoffwechsel langfristig beeinflussen kann, selbst wenn der Großteil des verlorenen Gewichts wiedergewonnen wurde.

Tatsächlich betrifft ein Kaloriendefizit extrem mehrere Hormone. Die Einschränkung der Ernährung führt zu einer Abnahme der hormonellen Aktivität (z.B. der Aktivität von Schilddrüsenhormon und Leptin), die die Homöostase erhalten soll.

Unter Homöostase versteht man den Ausgleich aller lebenswichtigen Funktionen (z.B. Regulierung der Körpertemperatur, Sauerstoffgehalt im Blut usw.). Gleichzeitig werden Fett- und Muskelgewebe abgebaut und als Energiequelle genutzt (was zu einer Verlangsamung des Stoffwechsels führt).

Das Schilddrüsenhormon T3 reagiert sehr empfindlich auf die Kalorien- und Kohlenhydrataufnahme. Wenn diese zu niedrig sind, sinken die T3-Raten. Eine zu geringe T3-Produktion kann zu einer Verlangsamung des Stoffwechsels führen, was zu Gewichtszunahme, Müdigkeit, verminderter Konzentration und Stimmungsschwankungen führen kann.

Dies ist ein Versuch den Körper an eine starke Kalorieneinschränkung anzupassen. Diese Verlangsamung des Stoffwechsels kann zu einem Teufelskreis führen, in dem eine Gewichtsabnahme fast unmöglich ist.

Essentieller Nährstoffmangel

Unser Körper braucht eine ständige Versorgung mit bestimmten Nährstoffen, um richtig zu funktionieren.

Extrem kalorienarme Diäten liefern nur wenige essentielle Nährstoffe, da sie ausschließlich auf der Menge der verbrauchten Kalorien basieren.

Pläne von weniger als 1.000 Kalorien pro Tag können gefährlich sein - mit der Zeit wird ein Mangel an essentiellen Nährstoffen festgestellt. Wenn Sie nur ein paar hundert Kalorien pro Tag zu sich nehmen, können einige Wochen ausreichen, um Nährstoffdefizite zu entwickeln.

Schnelle Diäten zeichnen sich dadurch aus, dass mehrere Nahrungsmittelkategorien ausgeschlossen werden, um den Gewichtsverlust zu beschleunigen. Nährstoffmängel sind daher unvermeidlich. Dies können Sie aber bei der Thonon Diät durch Nahrungsergänzungsmittel ausgleichen.

Bei der Gewichtsabnahme geht es nicht nur darum Kalorien zu zählen. Es geht auch darum, die Qualität der von uns aufgenommenen Kalorien zu sichern. Die Wahl nährstoffreicher Lebensmittel fördert die Gesundheit und die Gewichtsabnahme.

Beeinträchtigtes Immunsystem

Schnelle Diäten machen nicht nur müde und hungrig, sondern können auch gefährlich für Ihr Immunsystem sein.
Mehrfache Versuche der Gewichtsabnahme nach einer schnellen Diät können laut einer Studie zu einem geschwächten Immunsystem führen.

Unser Immunsystem besteht aus verschiedenen Arten von Zellen, darunter so genannte "natürliche Killerzellen". "Diese Killerzellen spielen eine entscheidende Rolle bei der Bekämpfung von Viren wie Grippe, Herpes, Lungenentzündung, humanen Papillomaviren (die Gebärmutterhalskrebs verursachen können).

In dieser Studie wurden mehr als hundert Frauen, alle im Alter von 50 und 75 Jahren, einbezogen. Sie waren relativ gesund und Nichtraucherinnen. Die Hälfte von ihnen war übergewichtig oder fettleibig. Sie versuchten, kein Gewicht zu verlieren und ihr Gewicht blieb in den letzten 3 Monaten stabil.

In der Gruppe der Frauen, die mehrere extrem kalorienarme Diäten durchgeführt hatten, um viel Gewicht zu verlieren, war die Aktivität der Killerzellen reduziert, plus die Anzahl der Gewichtsabnahme-Episoden von zehn, wenn sie mehrere Kilos zunahmen, war die Aktivität des Immunsystems schwach.

Im Gegensatz dazu war bei Frauen, die ihr Gewicht über längere Zeit stabil gehalten hatten, die Aktivität der Killerzellen höher.

Ist das Thonon-Schema gefährlich?

Es ist klar, dass schnelle Diäten wie die Thonon-Diät kein gesunder Weg sind, um ein gesundes Gewicht zu erreichen. Aber ist es gefährlich, die Thonon-Diät zu befolgen?
Eines der Hauptrisiken dieser Diät ist die Verlangsamung des Stoffwechsels, der dann das Gegenteil der gewünschten Wirkung erzielt.

Daher dürfen Schwangere oder stillende Frauen diese Diät nicht durchführen. Ebenso sollten Kinder und ältere Menschen nicht mit dieser Diät beginnen. Es handelt sich um eine Ernährung, die reich an tierischem Eiweiß ist und für Vegetarier oder Veganer nicht geeignet ist.

Angesichts der geringen täglichen Kalorienzufuhr (weniger als 1.000 Kalorien) ist diese Diät nicht für Sportler oder Menschen mit körperlich anstrengender Arbeit geeignet.

ERFAHRUNGEN

Dies sind die Meinungen von Personen, die die Thonon-Diät befolgt haben:

- Wenig oder keine Gewichtszunahme. Mit der Thonon-Diät können Sie schnell abnehmen, ohne den Jo-Jo-Effekt zu erzeugen, welcher sich oft nach dem Ende einer Diät einstellt.
- Die Thonon-Diät ist ideal, um schnell abzunehmen. Anlässlich einer Hochzeit, einer Party oder eines Festes sind 7 Kilo, ohne Zwang, in wenigen Tagen ein sehr erreichbares Ziel.
- Die meisten Menschen, die die Thonon-Diät befolgen, berichten von einem Gewichtsverlust von bis zu 11 Kilo in 14 Tagen. Einige Erfahrungsberichte berichten von einem größeren Gewichtsverlust. Das hängt vom Stoffwechsel und der Ernsthaftigkeit der Person ab, die die Diät zur Gewichtsabnahme befolgt.
- Die Thonon-Diät ist einfach zu befolgen. Das Essen und die Dosen sind leicht zu merken. Die Mahlzeiten sind einfach zuzubereiten, um schnelle, sichtbare und lang anhaltende Ergebnisse zu erzielen.

Verlieren Sie in einer Woche Gewicht:

Ein Gewichtsverlust von 10 Pfund in einer Woche ist machbar, wenn die Diät korrekt befolgt wird! Hochmotivierte Personen schaffen es in einer Woche 2 Kilo abzunehmen. Der Stoffwechsel des Körpers reagiert positiv auf diesen Ernährungsplan und man kann in zwei Wochen 10 kg abnehmen. Wie bei jedem Ernährungsprogramm sind persönliche Disziplin und Entschlossenheit die wichtigsten und notwendigen Werte, die eingehalten werden müssen.

Wenn Sie zu denjenigen gehören, die sagen: "Ich möchte um jeden Preis schnell abnehmen", dann ist Ihre Motivation Ihr bester Verbündeter. Es ist auch ratsam, eine detaillierte Aufzeichnung Ihrer Diät zu führen, die es Ihnen ermöglicht, den Fortschritt und den wöchentlichen Gewichtsverlust zu sehen. Es ist wichtig, dass Sie alle Ihre Tagesmenüs in Ihrem Kalender, Notizblock oder Handy aufschreiben, damit Sie sie immer bei sich tragen können, egal wo Sie sich gerade aufhalten. So können Sie jederzeit auf der Speisekarte nachschlagen, um das zu finden was Sie essen müssen.

Dieses Programm ist schnell und effizient, wenn es strikt befolgt wird. Es sollte hinzugefügt werden, dass die Personen, die weniger Ergebnisse erzielen, diejenigen sind, die sich nicht an die Diät gehalten haben.

Eine effiziente und schnelle Diät

Die Thonon-Diät ist absolut unglaublich. Die meisten Menschen, die diese Diät befolgt haben, haben einen sehr deutlichen Gewichtsverlust erlebt.

Am Ende der 14-tägigen Diät zur Gewichtsabnahme besteht keine Gefahr eines Jo-Jo-Effekts! Ein chemischer Prozess ermöglicht es Ihnen, die verlorenen Kilos nicht wiederzugewinnen, sofern Sie die Stabilisierungsphase befolgen.

Mit der Stabilisierungsphase werden Sie das verlorene Gewicht nicht wieder zurückgewinnen.

Was macht die Thonon-Diät so wirksam?

- Eine ganz erhebliche Gewichtsabnahme (bis zu 22 Pfund in 14 Tagen)
- Eine sehr effiziente und schnelle Diät
- Für Salatliebhaber ist der Diätplan ideal
- Es gibt keinen Jo-Jo-Effekt. Die Thonon-Diät erzeugt einen chemischen Prozess, der übermäßigen Hunger verhindert.
- Es gibt keine Probleme mit Verstopfung durch Ballaststoffzufuhr in der täglichen Ernährung.
- Bei jeder Mahlzeit können Sie nach Belieben essen, um das Hungergefühl zu verhindern
- Eine Stabilisierungsphase, um den Gewichtsverlust der ersten 14 Tage zu erhalten.

Wie viel kostet die Thonon-Diät?

Die Thonon-Diät ist günstig. Sie kaufen keine Spezialnahrung und es fallen keine teuren monatlichen Gebühren an.

Im örtlichen Supermarkt finden Sie alle Lebensmittel, die Sie benötigen. Weil Sie so viel weniger essen, geben Sie auch so viel weniger Geld aus. Kurz gesagt, es sind nicht die Kosten, die Sie von dieser Diät abhalten sollten.

Sportliche Betätigung

Übungen für einen flachen Bauch

- Setzen Sie sich mit angewinkelten Knien und flachen Füßen auf den Boden.
- Lehnen Sie sich leicht zurück (halten Sie den Rücken flach) und strecken Sie die Beine aus, bis Ihr Körper einen rechten Winkel bildet.
- Halten Sie die Position und strecken Sie die Arme auf Schulterhöhe aus.
- Spannen Sie Ihren Bauch an, um das Gleichgewicht zu halten.
- Halten Sie diese Position für 5 langsame Atemzüge, dann wiederholen Sie die anfängliche Sitzposition mit gebeugten Knien, um sich zwischen jeder Sequenz zu entspannen. Befolgen Sie weiterhin das Thonon-Programm und wiederholen Sie diese Übung fünf Mal am Tag, um schneller Bauchfett zu verlieren.

Kräftigen Sie Ihre Hüften und Innenschenkel mit Beinübungen

- Setzen Sie sich mit geradem Rücken auf einen Stuhl. Halten Sie den Stuhl leicht als Stütze.
- Legen Sie ein Bein über das andere an Ihren Knöcheln. Strecken Sie Ihr Bein weiter nach unten, bis es völlig gerade und parallel zum Boden ist.
- Sie müssen Ihr Bein leicht, aber nicht zu stark, nach oben strecken, bis es als Gegengewicht zum anderen Bein unten wirkt.
- Machen Sie fünf Wiederholungen davon und halten Sie sie 10 Sekunden lang, wenn Sie das Bein anheben.
- Wenn Sie einen oder mehrere Läufe pro Tag machen, werden Ihre Oberschenkel fester.
- Formen Sie Ihr Gesäß mit Kniebeugen.

Stellen Sie sich in aufrechter Position, mit gespreizten Füßen und Händen auf den Hüften, auf. Gehen Sie in die Hocke, bis Ihre Oberschenkel parallel zum Boden sind und heben Sie die Fersen an. Halten Sie die Position 10 Sekunden lang und ruhen Sie sich aus.

Sie können diese Übung nach Belieben wiederholen, da sie sehr effektiv ist und dazu beiträgt, das Fett in Ihrem Gesäß in Muskulatur umzuwandeln.

Sollte ich nur eine Mahlzeit pro Tag essen?

Die Ein-Mahlzeit-am-Tag-Diät ist ein Ernährungsplan, der angeblich dazu beitragen soll, dass Menschen durch intermittierendes Fasten Gewicht verlieren.

Bei dieser Diät wird eine Person nur eine Mahlzeit pro Tag essen. In der Regel ist dies das Abendessen. Sie nehmen während des Tages keine anderen Kalorien zu sich.

Obwohl dieser Ernährungsplan für einige Menschen eine Lösung zur schnellen Gewichtsabnahme bieten kann, können die Risiken die Vorteile überwiegen.

In diesem Kontext erfahren Sie mehr darüber, was es bedeutet, eine Mahlzeit pro Tag zu essen, und alles über die möglichen Vorteile und Risiken.

Was ist die Ein-Mahlzeit-am-Tag-Diät?

Die Ein-Mahlzeit-am-Tag-Diät ist ein Plan zur Gewichtsabnahme, bei dem eine Person nur eine Mahlzeit pro Tag zu sich nimmt. Bei diesem Plan isst oder trinkt sie den größten Teil des Tages nichts, was Kalorien enthält.

Es handelt sich um eine Art intermittierendes Fasten. Es wechselt lange Zeiträume ohne Essen oder Trinken, von kalorienhaltigen Lebensmitteln, mit kurzen Zeitfenstern für das Essen, ab.

Die Diät nutzt eine Art intermittierendes Fasten, das als 23:1 bezeichnet wird. Das bedeutet, dass eine Person 23 Stunden des Tages mit Fasten verbringt und nur 1 Stunde pro Tag für die Aufnahme von Kalorien übrigbleibt.

Die meisten Menschen, die sich an diese Diät halten, essen ihre Mahlzeit zur Essenszeit und fasten dann wieder bis zum nächsten Abend. Einige Forschungsergebnisse legen jedoch nahe, dass das Frühstück die Glukosekontrolle später am Tag unterstützen und das Risiko für Typ-2-Diabetes verringern kann.

Andere Forschungsarbeiten widersprechen diesen Schlussfolgerungen und legen nahe, dass das Auslassen des Frühstücks für einige Menschen tatsächlich eine vorteilhafte Strategie zur Steuerung des Gesamtkalorienverbrauchs sein könnte.

Auswirkungen auf Diabetes und Cholesterinspiegel

Menschen mit medizinischen Grunderkrankungen können zusätzlichen Risiken ausgesetzt sein. Beispielsweise müssen Menschen mit Typ-1-Diabetes oder niedrigem Blutzuckerspiegel regelmäßig, über den ganzen Tag hinweg, Mahlzeiten zu sich nehmen, um einen konstanten Blutzuckerspiegel zu erhalten.

Eine Studie aus dem Jahr 2007 verglich die Wirkung der gleichen Anzahl von Kalorien in einer oder drei Mahlzeiten pro Tag über 6 Monate hinweg in einer Gruppe gesunder Erwachsener.

Keiner der Teilnehmer erfuhr eine signifikante Gewichtsveränderung. Aber diejenigen, die nur eine Mahlzeit pro Tag zu sich nahmen, erlebten eine Verringerung des Körperfetts.

Allerdings stiegen ihre Werte sowohl für das Low-Density-Lipoprotein (LDL) als auch für das High-Density-Lipoprotein-Cholesterin an, und es gab einen negativen Effekt auf ihre morgendliche Glukosetoleranz.

Stoffwechsel und Körperuhr-Gene

Eine Studie mit Mäusen aus dem Jahr 2012 deutete darauf hin, dass das Essen von nur einer Mahlzeit pro Tag die Gesundheit im Vergleich zu zwei Mahlzeiten verschlechtern könnte. Bei Mäusen, die nur eine Mahlzeit pro Tag zu sich nahmen, kam es zu einem Anstieg des Körpergewichts, des Insulins und des Fettgehalts im Blut. Es bestand auch ein höheres Risiko für oxidative Schäden im Fettgewebe und in der Leber.

Die Forscher kamen zu dem Schluss, dass der Verzehr von einer Mahlzeit pro Tag die Gene, die bei der Regulierung der Körperuhr, der Schlaf-Wach-Zyklen und des Stoffwechsels helfen, negativ beeinflussen könnten.

In einer anderen Studie, diesmal aus dem Jahr 2017, verbrauchten 100 Personen ein Jahr lang abwechselnd, an einem Tag 25 % ihres Energiebedarfs in der Nahrung und 125 % am nächsten Tag. Sie beschränkten ihre Aufnahme jedoch nicht auf eine Mahlzeit pro Tag.

Kohlenhydratreduzierte Vorteile und wie man sie maximieren kann

Warum sollten Sie in Betracht ziehen, weniger Kohlenhydrate zu essen? Es gibt viele potenzielle Vorteile, in jedem Alter. Obwohl es für gesunde Kinder kaum einen Grund gibt, sich streng kohlenhydratarm zu ernähren.

Hier sind einige der wichtigsten Vorteile und wie Sie eine kohlenhydratarme Ernährung an Ihre speziellen Bedürfnisse anpassen können, um die positiven Auswirkungen auf Ihre Gesundheit zu maximieren.

Die drei häufigsten Vorteile

1. Gewichtsverlust bei niedrigem Blutzucker: Das Vermeiden von hohem Blutzucker führt in der Regel zu einem Gewichtsverlust, ohne Hunger. Low Carb wird seit mindestens 150 Jahren als Methode zur Gewichtsabnahme eingesetzt und moderne Studien bestätigen, dass sie wirksamer ist als andere Diäten. Warum funktioniert es also und was noch wichtiger ist, wie kann die Wirkung maximiert werden?

   Es ist kaum ein Zufall, dass die Vermeidung von Kohlenhydraten - wie Zucker und Brot - eine besondere Wirkung hat, die über die reine Konzentration auf Kalorien hinausgeht. Kohlenhydrate stimulieren, mehr als andere Nahrungsmittel, die Freisetzung des Hormons Insulin.

Und Insulin ist das wichtigste fettspeichernde Hormon des Körpers. Das bedeutet, dass die Verringerung des überschüssigen Körperfetts Ihr oberstes Ziel sein sollte um den Insulinspiegel zu senken. Und um dies zu erreichen, ist das erste und wichtigste Ziel, weniger Kohlenhydrate zu essen - eine kohlenhydratarme Ernährung. Für viele Menschen reicht dies aus, um ihr Zielgewicht zu erreichen.

2. Kehren Sie Ihren Typ-2-Diabetes mit Low-Carb um: Low Carb ist sehr effektiv, um den Typ-2-Diabetes umzukehren. Dies wurde in einer Reihe von modernen, qualitativ hochwertigen Studien nachgewiesen. Es überrascht nicht, dass kohlenhydratarme Diäten bei der Umkehrung des Typ-2-Diabetes gut funktionieren. Das Hauptproblem bei Diabetes ist ein zu hoher Blutzuckerspiegel - und der Zucker im Blut stammt aus den Kohlenhydraten, die wir essen.

   Wenn Sie also weniger Kohlenhydrate essen, ist es sehr logisch, dass es für den Körper leichter wird, seinen Blutzuckerspiegel zu kontrollieren. Viele Menschen haben kohlenhydratarme Diäten ausprobiert und ihren Typ-2-Diabetes rückgängig gemacht (oder ihren Typ-1-Diabetes kontrolliert).

3. Schlagen Sie Ihren Heißhunger auf Zucker mit Low-Carb: Eine kohlenhydratarme Ernährung ohne Süßstoffe ist sehr wirksam, um den Heißhunger auf Zucker zu reduzieren. Sie werden sich nicht nur zufrieden fühlen, sondern auch Ihr Verlangen nach Süßigkeiten wird deutlich reduziert.

   Für viele Menschen reicht dies aus, um auf Süßigkeiten zu verzichten, was eine Gewichtsabnahme, eine Umkehrung des Typ-2-Diabetes und andere gesundheitliche Vorteile ermöglicht.

Aber wenn Sie wirklich süchtig nach süßen Nahrungsmitteln sind, dann ist Low Carb nur ein notwendiger Anfang. Möglicherweise müssen Sie auch andere Hilfsmittel und Tricks kennenlernen, um zuckerfrei zu bleiben und die Vorteile zu nutzen.

Die Vorteile einer kohlenhydratarmen Ernährung:

Warum Sie die Kohlenhydrate loswerden müssen

1. Vorteile einer Kohlenhydratarmen Ernährung für den Blutzucker und das Insulinniveau

Der Verzehr von Kohlenhydraten hat den größten Einfluss auf unseren Blutzucker- und Insulinspiegel. Die Einschränkung von Kohlenhydraten in unserer Ernährung hat eine direkte Auswirkung auf die Senkung unseres Zucker- und Insulinbedarfs. Hohe Zuckerwerte spielen bei fast allen chronischen Krankheiten wie Typ-2-Diabetes, Demenz, Krebs und Herz-Kreislauf-Erkrankungen eine Rolle.

Durch die Senkung der Kohlenhydrataufnahme wird der Blutzucker kontrolliert und der Insulinspiegel minimiert. Dies ist für Menschen mit Diabetes (Typ 1 oder 2) und für Menschen mit Insulinresistenz von großem Nutzen.

2. Vorteile einer kohlenhydratarmen Ernährung bei Hunger

Kohlenhydratarme Diäten erhöhen das Sättigungsgefühl aufgrund des ausgewogenen Blutzuckerspiegels, den sie fördern.

Im Gegensatz zu kohlenhydratreichen Diäten werden Blutzucker- und Insulinspitzen über den Tag hinweg auf ein Minimum reduziert. In einer umfassenden Studie zur Analyse von Heißhunger und Appetit wurden die Teilnehmer an einer kohlenhydratarmen Diät direkt mit den Teilnehmern an einer typischen fettarmen Diät verglichen. Die Ergebnisse zeigten, dass die kohlenhydratarme Gruppe viel weniger Heißhunger hatte und viel weniger von Hunger geplagt war.

Aufgrund der sättigungsfördernden Wirkung von Nahrungsfett wird jeder, der sich kohlenhydratarm ernährt hat, dies selbst wissen. Eine Ernährung mit einem hohen Anteil an gesunden Fetten hält das Verlangen nach Nahrung definitiv fern.

3. *Vorteile einer kohlenhydratarmen Ernährung für das Herz*

Eine kohlenhydratarme Ernährung hat einen positiven Einfluss auf eine ganze Reihe von Risikofaktoren für Herzkrankheiten. Insbesondere reduzieren sie die Triglyceride (ein wichtiger Risikofaktor für Herz-Kreislauf-Erkrankungen) und erhöhen die Konzentration von HDL (bekannt als das "gute" Cholesterin).

Darüber hinaus führen sie zu einer Senkung des Blutzuckers, des Insulins und der Entzündung im Körper; all diese Dinge können das Herz schädigen. Darüber hinaus ist ein weiterer großer Vorteil die Gewichtsabnahme, denn höheres Gewicht und Übergewicht erhöhen das kardiovaskuläre Risiko.

Die Vorteile einer kohlenhydratarmen Ernährung auf die kardiovaskulären Risikofaktoren.

Hier ist eine Studie, die all diese positiven Auswirkungen einer LCHF-Diät dokumentiert.

- Niedrigere Triglyceride
- Erhöhte HDL-Werte
- Gesunkene Glukose- und Insulinspiegel
- Erhöhter Gewichtsverlust
- Reduzierte systemische Entzündung

4. Vorteile einer kohlenhydratarmen Ernährung zur Gewichtsabnahme

Um die Auswirkungen einer kohlenhydratarmen Ernährung auf das Gewicht zu untersuchen, analysierte die Harvard School of Public Health mehr als 53 verschiedene Studien mit mehr als 68.000 Teilnehmern.

Die Ergebnisse waren nicht überraschend: Von allen Diäten zur Gewichtsreduktion verloren die Personen, die kohlenhydratarme Diätmethoden anwendeten, mehr Gewicht als die Teilnehmer mit der fettarmen Methoden.

Wenn man bedenkt, wie sich die persönlichen Anekdoten und neuen Studien von Tag zu Tag häufen, wird deutlich, dass es sich lohnt, die Vorteile einer kohlenhydratarmen Ernährung zu verfolgen.

Sie können nicht nur jeden Tag erstaunlich frische, leckere Lebensmittel essen, sondern auch Ihre Gesundheit erheblich verbessern und das Risiko für zukünftige Erkrankungen verringern. Für mich ist das kein Problem und ich verspreche Ihnen, dass Sie, wenn Sie den Dreh bei einer kohlenhydratarmen Ernährung herausbekommen, nicht einmal mehr zu Ihrer bisherigen Ernährungsweise zurückkehren wollen.

Wenn man erst einmal auf den Geschmack von echtem Essen gekommen ist, schmecken all die ultra-verarbeiteten Lebensmittel schrecklich.

Alles was Sie über Kohlenhydrate wissen müssen

Kohlenhydrate sind ein bekanntes, diskutiertes Thema, insbesondere wenn es um die Low Carb Diät geht. Dies ist auf Diäten wie die Atkins, Dukan, South Beach und die Ketogene Diät zurückzuführen.

Die Vorstellung, "Kohlenhydrate seien schlecht", verwirrt viele Menschen wenn es um Kohlenhydrate und deren Bedeutung für die Gesundheit geht, einschließlich was während einer Low Carb Diät wirklich passiert.

Kohlenhydrate sind vielfältig und nicht alle Kohlenhydrate sind gleich. Die Art, Menge und Qualität der Kohlenhydrate in der Ernährung sind wichtig.

Für die Gesundheit, sind zum Beispiel Ballaststoffe in Vollkorn, in denen stärkehaltigen Kohlenhydraten enthalten sind, sehr gut.

Was sind Kohlenhydrate?

Kohlenhydrate sind ein von drei Makronährstoffen (Nährstoffe, die einen großen Teil unserer Ernährung ausmachen), die in der Nahrung enthalten sind. Die anderen sind Fett und Eiweiß.

Kaum ein Lebensmittel enthält nur einen Nährstoff und die meisten sind eine Kombination aus Kohlenhydraten, Fetten und Proteinen in unterschiedlichen Mengen.

Es gibt drei verschiedene Arten von Kohlenhydraten, die in Lebensmitteln vorkommen:

- Zucker, Stärke und Ballaststoffe.

✯ Zucker

Als freier Zucker wird der Zucker bezeichnet, den wir Menschen und besonders Kinder in Deutschland zu viel konsumieren.

Dabei handelt es sich um Zucker, der Getränken oder Lebensmitteln wie Keksen, Schokolade, aromatisierten Joghurts, Frühstücksflocken und Brausegetränken zugesetzt wird.

Der Zucker in Honig, Sirupen (wie Ahorn-, Agaven- und Goldsirup), Nektaren (wie Blüten) und ungesüßten Fruchtsäften, Gemüsesäften und Smoothies ist natürlich, aber diese zählen trotzdem als freier Zucker.

✯ Stärke

Stärke ist in Lebensmitteln enthalten, die von Pflanzen stammen. Stärkehaltige Lebensmittel wie Brot, Reis, Kartoffeln und Nudeln sorgen für eine gleichmäßige und langsame Energiefreisetzung über den Tag hinweg.

✯ Ballaststoffe

Ballaststoffe finden sich in den Zellwänden von pflanzlichen Lebensmitteln. Gute Quellen für Ballaststoffe sind Obst und Gemüse, Vollkornnudeln, Vollkornbrot und Hülsenfrüchte (Linsen und Bohnen).

Wie viel Kohlenhydrate dürfen Sie essen?

Die Empfehlung der Regierung für eine gesunde Ernährung, die im Ernährungs-Leitfaden veranschaulicht werden, lautet, dass etwas mehr als ein Drittel der Ernährung aus stärkehaltigen Nahrungsmitteln wie Kartoffeln, Brot, Reis und Nudeln bestehen sollte und über ein weiteres Drittel aus Obst und Gemüse.

Das bedeutet, dass mehr als die Hälfte der täglichen Kalorienzufuhr aus stärkehaltigen Lebensmitteln, Obst und Gemüse bestehen sollte.

Berechnen Sie Ihre Kohlenhydrate

Einige Lebensmittel, wie z.B. Geleebohnen, bestehen möglicherweise komplett aus Kohlenhydraten. Andere Lebensmittel, wie tierisches Eiweiß, alle Arten von Fleisch, Fisch und Eiern, enthalten überhaupt keine Kohlenhydrate.

Die meisten Lebensmittel, einschließlich Gemüse, enthalten einige Kohlenhydrate. Die meisten grünen Gemüsesorten, die keine Stärke enthalten, sind kohlenhydratarm.

Die meisten Erwachsenen mit Diabetes sollten nicht mehr als 200 Gramm Kohlenhydrate pro Tag zu sich nehmen. Die empfohlene Tagesmenge für Erwachsene beträgt 135 Gramm pro Tag, aber jeder Mensch hat seinen eigenen Energiebedarf. Schwangere Frauen benötigen mindestens 175 Gramm Kohlenhydrate pro Tag.

Auf dem Lebensmitteletikett sind die Größe von 1 Portion und die Anzahl der Portionen angegeben. Wenn auf einer Tüte Chips 2 Portionen stehen und Sie die ganze Tüte essen, dann müssen Sie die Angaben auf dem Etikett mit 2 multiplizieren. Nehmen wir an, auf dem Etikett auf der Tüte Chips stehen 2 Portionen, und eine Portion Chips liefert 11 Gramm Kohlenhydrate. Wenn Sie die ganze Tüte Chips essen, haben Sie 22 Gramm Kohlenhydrate gegessen.

Manchmal werden auf dem Etikett Zucker, Stärke und Ballaststoffe separat angegeben. Die Berechnung der Kohlenhydrate für ein Lebensmittel ist die Summe dieser Kohlenhydrate. Verwenden Sie nur diese Summe, um Ihre Kohlenhydrate zu zählen.

Wenn Sie die Kohlenhydrate in den Lebensmitteln zählen, die Sie kochen, sollten Sie die Portion des Lebensmittels nach dem Kochen messen. Zum Beispiel enthält gekochter Langkornreis 15 Gramm Kohlenhydrate pro 1/3 Tasse. Wenn Sie eine Tasse Langkornreis kochen, werden Sie 45 Gramm Kohlenhydrate zu sich nehmen.

Hier sind Beispiele für Lebensmittel und Portionen, die 15 Gramm Kohlenhydrate enthalten:

- 107 Gramm Obst in Dosen (ohne Saft oder Sirup)
- 109 Gramm Melone oder Brombeeren
- 11 Gramm Trockenfrüchte
- 121 Gramm gekochter Hafer
- 44 Gramm gekochte Nudeln (kann je nach Form variieren)
- 67 Gramm gekochter langkörniger Reis
- 51 Gramm gekochter kurzkörniger Reis
- 88 Gramm gekochte Bohnen, Erbsen oder Mais
- 1 Scheibe Brot
- 33 Gramm Popcorn
- 240 Milliliter Milch oder Sojamilch
- 85 Gramm Backkartoffeln

Wie Sie Ihre Kohlenhydrate addieren

Die Gesamtmenge an Kohlenhydraten, die Sie an einem Tag zu sich nehmen, ist die Summe der Kohlenhydratwerte aller Ihrer Mahlzeiten.

Wenn Sie lernen, Kohlenhydrate zu zählen, verwenden Sie ein Notizbuch oder ein Blatt Papier, um den Überblick zu behalten. Im Laufe der Zeit wird es Ihnen leichter fallen, Ihre Kohlenhydrate zu schätzen.

Planen Sie, alle 6 Monate einen Ernährungsberater zu besuchen. Dies wird Ihnen helfen, Ihr Wissen über die Kohlenhydratzählung zu aktualisieren. Eine Ernährungsberaterin kann Ihnen helfen, die richtige Anzahl von Portionen Kohlenhydrate zu bestimmen, die Sie pro Tag zu sich nehmen sollten, und zwar auf der Grundlage Ihres persönlichen Kalorienbedarfs und anderer Faktoren.

Der Ernährungsberater kann Ihnen auch Empfehlungen geben, wie Sie die Kohlenhydrate, die Sie zu Ihren Mahlzeiten und Snacks essen, zuteilen können.

Warum benötigen wir Kohlenhydrate?

Kohlenhydrate sind aus mehreren Gründen wichtig für Ihre Gesundheit.

✯ Energie

Kohlenhydrate stellen die Hauptenergiequelle des Körpers in einer ausgewogenen und gesunden Ernährung dar.

Die Kohlenhydrate werden in Glukose (Zucker) aufgespaltet, bevor diese ins Blut aufgenommen werden. Durch die Hilfe von Insulin gelangt dann die Glukose in die Zellen Ihres Körpers.

Von Ihrem Körper wird Glukose als Energiequelle verwendet, um Ihre Aktivitäten anzuregen, sei es beim Laufen oder einfach beim Atmen.

Nicht verbrauchte Glukose kann in Glykogen umgewandelt werden, das sich in der Leber und in den Muskeln befindet.

Wenn mehr Glukose verbraucht wird, als Glykogen gespeichert werden kann, wird sie zur langfristigen Energiespeicherung in Fett umgewandelt.

Stärkehaltige Kohlenhydrate mit hohem Ballaststoffgehalt geben Glukose langsamer an das Blut ab als zuckerhaltige Lebensmittel und Getränke.

✯ Krankheitsrisiko

Ballaststoffe sind ein wichtiger Bestandteil einer ausgewogenen und gesunden Ernährung. Sie können eine gute Darmgesundheit fördern, das Risiko von Verstopfung verringern und einige Formen von Ballaststoffen können nachweislich den Cholesterinspiegel senken.

Viele Menschen erhalten nicht genug Ballaststoffe. Im Durchschnitt nehmen Erwachsene in Deutschland etwa 20 g Ballaststoffe am Tag zu sich. Erwachsenen wird aber empfohlen, durchschnittlich 10 g pro Tag mehr an Ballaststoffen zu essen.

Die empfohlene Ballaststoffzufuhr für Kinder kann je nach Alter zwischen 15g und 30g variieren.

✯ Kalorienzufuhr

Kohlenhydrate enthalten pro Gramm weniger Kalorien als Fett; 4 Kalorien (4kcal) pro Gramm für Kohlenhydrate und 9 Kalorien (9kcal) pro Gramm für Fett. Außerdem können stärkehaltige Lebensmittel eine gute Quelle für Ballaststoffe sein, was bedeutet, dass sie ein nützlicher Teil der Erhaltung eines gesunden Gewichts sein können.

Wenn Sie fettige, zuckerhaltige Lebensmittel und Getränke durch ballaststoffreichere, stärkehaltige Lebensmittel ersetzen, ist es wahrscheinlicher, dass Sie die Menge der Kalorien in Ihrer Nahrung reduzieren. Ballaststoffreiche Lebensmittel fügen Ihrer Mahlzeit außerdem eine größere Menge hinzu und helfen Ihnen, sich satt zu fühlen.

Sollte ich Kohlenhydrate weglassen?

Wir können zwar ohne Zucker überleben, aber es wäre schwierig, Kohlenhydrate vollständig aus der Ernährung zu eliminieren.

Die Hauptenergiequelle des Körpers sind Kohlenhydrate. Wenn sie nicht vorhanden sind, verwendet Ihr Körper Fett und Eiweiß zur Energiegewinnung.

Für eine langfristig gesunde Ernährung ist es wichtig immer genügend Ballaststoffe zu erhalten.

Gesunde Kohlenhydratquellen, wie stärkehaltige Lebensmittel, Gemüse, Obst und Hülsenfrüchte, sind ebenfalls eine wichtige Nährstoffquelle, wie Kalzium, Eisen und B-Vitamine.

Wenn Sie Kohlenhydrate aus Ihrer Ernährung langfristig deutlich reduzieren, könnte dies bedeuten, dass Sie nicht genügend Nährstoffe erhalten, was zu Gesundheitsproblemen führen könnte.

Der Ersatz von Kohlenhydraten durch Fette und fettreichere Eiweißquellen könnte die Aufnahme von gesättigten Fetten erhöhen, wodurch sich der Cholesterinspiegel im Blut - ein Risikofaktor für Herzerkrankungen - erhöhen kann.

Der Körper baut gespeichertes Fett ab, um es in Energie umzuwandeln. Durch diesen Prozess wird eine Anhäufung von Ketonen im Blut verursacht, was zu Ketose führt.

Dies kann zu Kopfschmerzen, Schwäche, Übelkeit, Dehydrierung, Schwindel und Reizbarkeit führen.

Versuchen Sie die Menge an zuckerhaltigen Nahrungsmitteln einzugrenzen und stattdessen gesündere Kohlenhydratquellen in Ihre Ernährung aufzunehmen, wie Hülsenfrüchte, Vollkorn, Kartoffeln, Obst und Gemüse.

Diabetes und kohlenhydratarme Ernährung

Es gibt Hinweise darauf, dass kohlenhydratarme Diäten für die meisten Menschen mit Typ-2-Diabetes sicher und kurzfristig wirksam sind. Sie helfen bei der Gewichtsabnahme, der Diabeteskontrolle und der Verringerung des Komplikationsrisikos.

Es wird empfohlen, dass Sie vor Beginn einer kohlenhydratarmen Ernährung mit einem Hausarzt oder Ihrem Pflegeteam sprechen, da diese nicht für jeden Menschen mit Typ-2-Diabetes geeignet ist. Ihr Betreuungsteam sollte Sie beraten, wie viele Kohlenhydrate Sie essen sollten.

Es ist auch wichtig, sich über mögliche Nebenwirkungen einer kohlenhydratarmen Ernährung, wie z. B. niedrigen Blutzucker (Hypoglykämie), im Klaren zu sein.

Es gibt keine Belege dafür, dass eine kohlenhydratarme Ernährung für Menschen mit Typ-2-Diabetes langfristig wirksamer ist als andere Arten von Ernährung, wie z. B. eine kalorienreduzierte Diät.
Es gibt derzeit keine überzeugenden Beweise dafür, dass eine kohlenhydratarme Ernährung bei Menschen mit Typ-1-Diabetes wirksam ist.

Eine kohlenhydratarme Ernährung wird für Kinder mit Diabetes nicht empfohlen, da sie das Wachstum beeinträchtigen könnte.

Können Eiweiß und Fett Energie liefern?

Während in der Ernährung Fett, Kohlenhydrate und Eiweiß allesamt Energiequellen sind, variiert die Energiemenge, die jeder einzelne von ihnen liefert:

- Kohlenhydrate liefern etwa 4 Kalorien (4 kcal) pro Gramm.
- Protein liefert 4 Kalorien (4kcal) pro Gramm
- Fett liefert 9 Kalorien (9 kcal) pro Gramm

Wenn keine Kohlenhydrate in der Nahrung vorhanden sind, wandelt der Körper Eiweiß (oder andere Nicht-Kohlenhydrat-Stoffe) in Glukose um, so dass nicht nur Kohlenhydrate Ihren Blutzucker- und Insulinspiegel erhöhen können.

Wenn Sie mehr Kalorien verbrauchen als Sie verbrennen, nehmen Sie an Gewicht zu.

Wenn Sie also Kohlenhydrate oder Fett weglassen, bedeutet das nicht unbedingt, dass Sie Kalorien weglassen, wenn Sie sie durch andere Lebensmittel ersetzen, die die gleiche Anzahl von Kalorien enthalten.

Sind Kohlenhydrate sättigender als Eiweiß?

Eiweiß und Kohlenhydrate enthalten pro Gramm Lebensmittel ungefähr die gleiche Anzahl an Kalorien.

Aber auch andere Dinge geben uns ein Sättigungsgefühl, wie die Vielfalt, Art und Menge der Lebensmittel, welche wir essen. Auch das Essverhalten und Umweltfaktoren, wie z.B. die Größe der Portionen und die Verfügbarkeit der Lebensmittelauswahl spielen eine Rolle.

Das Sättigungsgefühl kann sich von Mensch zu Mensch unterscheiden. Auch eiweißreiche Lebensmittel können dazu führen, dass Sie sich satt fühlen. Denn als Teil einer ausgewogenen und gesunden Ernährung sollten Hülsenfrüchte, Bohnen, Fleisch, Eier, Fisch und eiweißhaltige Lebensmittel mit vorkommen.

Aber wir sollten nicht zu viel eiweißreiche und stärkehaltige Nahrungsmittel essen. Stärkehaltige Lebensmittel sollten etwa ein Drittel der Nahrung ausmachen. Und mehr Obst und Gemüse zu essen, schadet auf keinen Fall.

Welche Kohlenhydrate sollte ich essen?

Viele Umfragen und Studien in Deutschland zeigen, dass die meisten von uns mehr Ballaststoffe und stärkehaltige Lebensmittel essen sollten. Gleichzeitig sollten weniger Schokolade, Süßigkeiten, Kekse, Kuchen, Gebäck und Erfrischungsgetränke mit Zuckerzusatz konsumiert werden.

Stärkehaltige Lebensmittel (insbesondere ballaststoffreichere Sorten) Hülsenfrüchte, Obst und Gemüse liefern eine große Bandbreite an wichtigen Nährstoffen (wie Vitamine und Mineralien), die der Gesundheit zuträglich sind.

Die Ballaststoffe in diesen Nahrungsmitteln tragen dazu bei, Ihren Darm gesund zu halten und Ihre Mahlzeit zu verdichten. Das hilft Ihnen sich satt zu fühlen.

Kann mir der Verzehr von Lebensmitteln mit niedrigem glykämischen Index (GI) beim Abnehmen helfen?

Durch den glykämische Index (GI) können kohlenhydrathaltige Lebensmittel bewertet werden. Er zeigt an, wie schnell jedes Lebensmittel den Glukose-(Zucker-)Spiegel im Blut beeinflusst, wenn es allein verzehrt wird.

Einige Lebensmittel mit niedrigem GI (Lebensmittel, die vom Körper langsamer aufgenommen werden), wie Vollkorngetreide, Obst, Gemüse, Bohnen und Linsen, sind Lebensmittel, die Sie im Rahmen einer ausgewogenen und gesunden Ernährung essen sollten.

Aber der GI allein ist keine zuverlässige Methode, mit der Sie entscheiden können, ob Lebensmittel oder Lebensmittelkombinationen gesund sind oder Ihnen beim Abnehmen helfen.

Obwohl Lebensmittel mit geringen GI Ihren Blutzuckerspiegel langsam ansteigen und sinken lassen, was Ihnen vielleicht hilft, sich länger satt zu fühlen, sind nicht alle Lebensmittel mit niedrigem GI gesund.

So sind beispielsweise Pastinaken und Wassermelonen zwar Lebensmittel mit hohem GI, aber dennoch gesund, während Schokoladenkuchen einen niedrigeren GI-Wert hat.

Und die Art und Weise, wie ein Lebensmittel gekocht wird und womit man es als Teil einer Mahlzeit isst, wird die GI-Bewertung verändern.

Machen Kohlenhydrate dick?

Jedes Nahrungsmittel kann zu einer Gewichtszunahme führen, wenn Sie zu viel davon essen. Egal, ob Sie sich fettreich oder kohlenhydratreich ernähren, wenn Sie häufig weniger Energie verbrauchen als Ihr Körper verbraucht, dann werden Sie zunehmen.

Gramm für Gramm enthalten Kohlenhydrate weniger Kalorien als Fett. Vollkornvarianten stärkehaltiger Lebensmittel sind gute Ballaststoffquellen. Ballaststoffreiche Lebensmittel fügen Ihrer Mahlzeit Volumen hinzu und helfen Ihnen, sich satt zu fühlen.

Aber zuckerhaltige Lebensmittel sind oft kalorienreich und ein zu häufiger Verzehr dieser Lebensmittel kann zu Übergewicht führen.

Kann mir der Verzicht auf Weizen helfen, Gewicht zu verlieren?

Einige Menschen nennen Brot und andere weizenhaltige Lebensmittel als Hauptursache für ihre Gewichtszunahme. Weizen kommt in vielen Lebensmitteln vor. Von Brot, Pizza und Nudeln bis hin zu Getreide, Keksen und Soßen.

Es gibt bisher keine wissenschaftlichen Beweise, dass Weizen in Lebensmitteln für eine Gewichtszunahme alleine verantwortlich ist.

Wenn Sie keine diagnostizierten Gesundheitsprobleme wie Weizenallergie, Weizenempfindlichkeit oder Zöliakie haben, dann wird das Weglassen von Weizen und anderen Getreidesorten aus Ihrer Ernährung Ihrer Gesundheit nicht zuträglich sein. Sie haben mehr Nachteile als Vorteile, wenn Sie auf Weizen und andere Getreidesorten verzichten.

Getreide, insbesondere Vollkorn, ist ein wichtiger Bestandteil einer ausgewogenen und gesunden Ernährung.

Vollkorn- Vollkorn und Schwarzbrot geben uns Energie und enthalten B-Vitamine, Vitamin E, Ballaststoffe und eine breite Palette von Mineralien.

Auch Weißbrot enthält eine Reihe von Vitaminen und Mineralstoffen, aber es enthält weniger Ballaststoffe als Vollkorn- oder Schwarzbrot.

Wenn Sie Weißbrot bevorzugen, suchen Sie nach Möglichkeiten mit einem höheren Ballaststoffgehalt. Auch Getreide ist von Natur aus fettarm.

Was für eine Rolle haben Kohlenhydrate beim Sport?

Fett, Kohlenhydrate und Eiweiß liefern Energie. Die Hauptenergiequelle Ihrer Muskeln sind aber Kohlenhydrate. Erst recht, wenn Sie regelmäßig Sport treiben.

Muskeln haben begrenzte Kohlenhydratspeicher (Glykogen) und müssen regelmäßig aufgefüllt werden.

Ein Energiemangel kann durch eine Low Carb Ernährung während des Trainings ausgelöst werden. Auch eine frühzeitige Ermüdung und verzögerte Erholung werden durch eine kohlenhydratreduzierte Ernährung ausgelöst.

Nachteile einer kohlenhydratarmen Diät

Bei allen potenziellen Vorteilen, die eine kohlenhydratarme Ernährung für Sie mit sich bringt, gibt es einige auch einige Nachteile, die Sie kennen sollten. Wie jede Art von Diät, die Kalorien und Lebensmittel einschränkt, muss eine kohlenhydratarme Ernährung gut geplant werden, um Nährstoffmangel zu vermeiden.

Sie sollten auch auf vorübergehende Probleme wie Müdigkeit vorbereitet sein, während sich Ihr Körper anpasst. Ein beunruhigendes Thema steht nicht im Zusammenhang mit der Reduzierung von Kohlenhydraten, sondern ist auf bestehende Gesundheitsprobleme zurückzuführen, die eine kohlenhydratarme Ernährung ausschließen.

Wenn Sie Bedenken haben, wenden Sie sich an einen registrierten Ernährungsberater oder Ihren Arzt bevor Sie Ihre Ernährung ändern.

Nährstoff-Ungleichgewicht

Viele verschiedene Nahrungsmittel sind während einer kohlenhydratarmen Diät erlaubt, darunter Fleisch, Geflügel, Fisch, Eier, Milch, Käse, Fette und Gemüse. Wenn Ihre Ernährung ausgewogen ist und die eben aufgezählten Lebensmittel beinhaltet, sollten Sie sich keine Sorgen machen.

Die Versorgung mit ausreichend Nährstoffen ist dann gewährleistet. Aber wenn Sie an Gemüse sparen, kann es sein, dass Ihnen Ballaststoffe, Vitamin K und Vitamin C fehlen. Wenn Sie Fleisch mit einem hohen Anteil an cholesterinreichen, gesättigten Fetten wählen, wird Ihr Herz nicht glücklich sein. Vitamin D ist ein weiterer Nährstoff, auf den Sie achten sollten wenn Sie keine angereicherten Milchprodukte erhalten.

Auch Ihre tägliche Kohlenhydratquote fließt in die Ernährungsgleichung ein. Eine moderate Kohlenhydrataufnahme von 80 bis 130 Gramm täglich macht es Ihnen leicht, alle Ihre Nährstoffe zu erhalten. Eine sehr kohlenhydratarme Ernährung (No Carb) macht es schwieriger Ballaststoffe aufzunehmen.

Aber hier ist ein Tipp: Essen Sie Gemüse lieber gekocht als roh. Zum Beispiel hat gekochter Brokkoli mehr als doppelt so viele Ballaststoffe wie roher Brokkoli. Wählen Sie Ihre Ernährung so, dass Sie die empfohlene Ballaststoffzufuhr einbeziehen – ca. 25 Gramm Ballaststoffe täglich für Frauen und ca. 40 Gramm für Männer.

Vorübergehende Nebenwirkungen

Ihr Körper zieht es vor, Kohlenhydrate zur Energiegewinnung zu verwenden, weil sie leicht in Glukose umgewandelt werden können. Der plötzliche Verlust von Glukose nach dem Abbau von Kohlenhydraten kann zu Müdigkeit führen. Wie eine Studie aus dem Jahr 2007 im Journal of the American Dietetic Association zeigt, kann eine sehr kohlenhydratarme Ernährung zu einem Energieverlust führen. Im selben Jahr berichteten sie jedoch über eine Studie, in der die Teilnehmer einen Rückgang der Müdigkeit feststellten, als sie mit einer sehr kohlenhydratarmen Diät begannen.

Veränderungen in Ihrem Energielevel sollten nur vorübergehend sein. Wenn Sie eine Low-Carb-Diät machen und anhaltende Müdigkeit verspüren, wenden Sie sich unbedingt an Ihren Arzt oder Ihre Ärztin. Andernfalls können Sie das Problem verhindern, indem Sie die Kohlenhydrate allmählich reduzieren. Beginnen Sie mit dem Verzicht auf Süßigkeiten und zuckerhaltige Getränke. Ersetzen Sie zuckerhaltige Getränke durch Wasser, Tee, Kaffee, Soja- oder Mandelmilch und kalorienfreies aromatisiertes Wasser oder Diät Soda. Beginnen Sie dann mit der Reduzierung der verarbeiteten Kohlenhydrate, indem Sie alle drei bis sieben Tage etwa 5 Nettogramm Kohlenhydrate reduzieren, bis Sie Ihr Kohlenhydrat-Ziel erreicht haben.

Natürlich zählt die Qualität der Ernährung, aber am Ende muss man sich eben auch an den Plan halten. Wenn es Ihnen schwerfällt, Kohlenhydrate zu eliminieren oder wenn Sie es versuchen und immer wieder aus der Diät fallen, dann müssen Sie vielleicht 80 bis 130 Gramm täglich statt 20 Gramm anstreben.

Die vier Phasen der Atkins-Diät zeigen eine weitere Möglichkeit auf - die allmähliche Zunahme der Kohlenhydrate.

Die erste Phase beginnt mit 20 bis 25 Gramm pro Tag. In Phase zwei erhöhen sie sich auf 25 bis 50 Gramm pro Tag. In Phase Vier erlaubt der Plan 80 bis 100 Gramm.

Das Ziel ist es, die Auswahl an Nahrungsmitteln zu erweitern mehr Kohlenhydrate zuzulassen und gleichzeitig die Gewichtsabnahme zu unterstützen.

Ein guter Tipp für die Beibehaltung einer kohlenhydratarmen Ernährung ist es, sie als eine Änderung des Lebensstils und nicht als einen kurzfristigen Plan zur Gewichtsabnahme zu betrachten. Achten Sie darauf, regelmäßig zu essen, egal ob Sie nun drei Mahlzeiten und zwei Snacks oder sechs kleinere Mahlzeiten bevorzugen. Halten Sie sich an einen regelmäßigen Zeitplan.

Auf diese Weise vermeiden Sie, dass Sie so hungrig werden, dass Sie zwischendurch Snacks zu sich nehmen. Egal ob kohlenhydratarm oder nicht. Schließlich sollten Sie darüber nachdenken, ein Tagebuch zu führen, um Ihre Fortschritte zu verfolgen.

Wenn Sie sich Notizen über Ihre Ernährung, Ihr Gewicht und Ihre Aktivitäten machen, sind Sie immer verantwortungsbewusst. Es ist auch motivierend, eine Aufzeichnung der verlorenen Pfunde zu sehen.

Überlegungen zur Gesundheit

Für Menschen mit einer Nierenerkrankung ist eine kohlenhydratarme Ernährung nicht geeignet, da ein hoher Eiweißgehalt die Nieren zu stark belastet. Aber eine Studie in der November-Ausgabe 2015 der Zeitschrift "Medicine" gibt denjenigen, die sich Sorgen wegen Diabetes machen, Sicherheit. Eine Gruppe übergewichtiger Menschen mit Diabetes 2 hielt sich 12 Monate lang an eine sehr kohlenhydratarme, proteinreiche und fettarme Ernährung, ohne dass sich deren Nierengesundheit verändert hat.

Eine hohe Eiweißzufuhr führt manchmal dazu, dass der Körper zusätzliches Kalzium ausschüttet. Infolgedessen wurden kohlenhydratarme Diäten oft mit Knochenproblemen in Verbindung gebracht. Die neuesten Forschungsergebnisse zeigen aber, dass Sie sich keine Sorgen machen müssen. Eine Gruppe übergewichtiger Erwachsener, die sich 12 Monate lang sehr kohlenhydratarm ernährte, hat laut einer im März 2016, in der Zeitschrift Nutrition veröffentlichten Studie, keine Veränderung der Knochenstärke festgestellt.

Wenn der Verbrauch an Kohlenhydraten auf etwa 20 bis 30 Gramm am Tag absinkt, ist der Körper auf Fett als Energiequelle angewiesen. Wenn das Fett abgebaut wird, werden Ketonkörper produziert. Das ist eine gute Sache, denn sie liefern Energie. Ketonkörper sind normalerweise im Blutkreislauf zu finden, aber wenn ihre Werte zu hoch werden, entwickelt sich eine Ketoazidose.

Ketoazidose ist in erster Linie ein Problem - und kann ein medizinischer Notfall sein - für Menschen mit Diabetes und für jeden, der sich langfristig im Hungermodus befindet.

Wie viele Kohlenhydrate sollte ich essen, um Ketose vorzubeugen?

Wenn Sie sich kohlenhydratarm ernähren, tritt Ihr Körper in Aktion und baut Fette in Ketonkörper ab, die zur Energiegewinnung genutzt werden. Dieser Anstieg der Ketone - Ketose genannt - ist eine normale Anpassung an die schneidenden Kohlenhydrate. Tatsächlich ist die Umstellung auf Ketose der Grund dafür, dass kohlenhydratarme Diäten funktionieren.

Auch wenn Sie genügend Kohlenhydrate essen könnten, um Ketose zu verhindern, ist es wichtig zu klären, warum Sie sie vermeiden sollen. Ketose ist nichts Ungesundes, deshalb müssen Sie vielleicht nur jegliche Fehlinformationen korrigieren, um die beste Entscheidung für Ihre Gewichtsabnahmeziele zu treffen.

Umgang mit den Bedenken über Ketose

Ketose wird oft mit Ketoazidose verwechselt, was nicht richtig ist - Ketose ist normal, während Ketoazidose eine gefährliche Erkrankung im Zusammenhang mit Typ-1-Diabetes ist. Die meisten Menschen, die sich kohlenhydratarm ernähren, vertragen Ketose ohne Probleme. Nachdem die Pfunde abgebaut sind, wird die Kohlenhydrataufnahme allmählich erhöht, so dass Sie die Ketose bis zum Erreichen der Erhaltungsphase überwunden haben. Wenn Sie sich dazu entschließen, länger in einer Einleitungsphase zu bleiben als der kohlenhydratarme Plan empfiehlt, sollten Sie zur Sicherheit Ihren Arzt konsultieren.

Menschen mit Typ-1-Diabetes haben ein erhöhtes Risiko aufgrund von Insulinmangel eine Ketoazidose zu entwickeln. Aufgrund des komplexen Stoffwechsels von Diabetes enden sie mit hohen Blutzucker- und Ketonwerten, die das normale Säure-Basen-Gleichgewicht des Körpers stören. Wenn dies geschieht, wird die Ketose zu einer Ketoazidose, welche Symptome wie Durst, häufiges Wasserlassen, Mundtrockenheit, Übelkeit, Bauchschmerzen, schnelles Atmen und fruchtig riechenden Atem verursacht. Wenn Sie Symptome haben, wenden Sie sich sofort an Ihren Arzt - die diabetische Ketoazidose ist ein medizinischer Notfall.

Vielleicht sind Sie wegen der Ketose skeptisch, weil Sie von der "Ketose-Grippe" gehört haben. Es handelt sich nicht wirklich um eine Grippe, aber in den ersten Tagen oder Wochen einer kohlenhydratarmen Ernährung treten bei manchen Menschen Kopfschmerzen, Schwindel, Müdigkeit, Verstopfung oder Schwäche auf. Keine Sorge - es ist nur vorübergehend, da sich der Körper auf die Reduzierung der Kohlenhydrate einstellt. Da die Ketose-Grippe durch den Verlust von Wasser und Salz verursacht wird, beugen Sie dem Problem vor, indem Sie täglich acht Gläser Wasser und eine Tasse Brühe trinken, so Atkins.

Anzahl der Kohlenhydrate zur Ketose-Prävention

Laut einer im August 2013 im European Journal of Clinical Nutrition veröffentlichten Übersicht enthält eine ketogene Ernährung definitionsgemäß weniger als 50 Gramm Kohlenhydrate pro Tag. Einfach ausgedrückt: Sie sollten in der Lage sein, Ketose zu verhindern, wenn Sie täglich mehr als 50 Gramm Kohlenhydrate zu sich nehmen.

Denken Sie einfach daran, dass 50 Gramm eher eine allgemeine Richtlinie als eine harte und schnelle Regel ist. Wenn Sie Sport treiben oder intensiven Aktivitäten nachgehen, bei denen viele Kalorien verbrannt werden, kann Ihr Körper damit beginnen, Ketone zur Energiegewinnung zu verwenden, wenn Sie unter 80 oder 100 Gramm der täglichen Kohlenhydrataufnahme fallen.

Wenn Sie entschlossen sind, Ketose zu vermeiden, müssen Sie experimentieren, um den Punkt zu finden, an dem Ihr Körper beginnt, Ketone statt Glukose zu verbrennen. Sie können einen Plan entwickeln, um eine bestimmte Anzahl von Kohlenhydraten für mindestens drei Tage zu essen, und dann die Kohlenhydrate nach oben oder unten anpassen, je nachdem, ob Sie hohe Ketonwerte feststellen.

Überschüssige Ketone kommen durch Ihren Atem und Ihren Urin heraus, so dass zu den Anzeichen, dass Sie sich in Ketose befinden, fruchtig riechender Atem und Urin gehören. Der fruchtige Geruch ähnelt einem Geruch von Nagellackentferner. Sie können auch Urinteststreifen in der örtlichen Apotheke kaufen, um die Ketone genau ablesen zu können. Eine weitere gute Alternative ist es, einen registrierten Ernährungsberater zu konsultieren, der geschult ist, eine auf Ihren Stoffwechsel und Ihr Aktivitätsniveau abgestimmte Ernährung, zu entwickeln.

Richtlinien für eine kohlenhydratarme Ernährung

Es gibt zwar keine Standarddefinition für eine kohlenhydratarme Ernährung, aber wenn Sie täglich weniger als 130 Gramm Kohlenhydrate zu sich nehmen, sind Sie auf einen kohlenhydratarmen Ernährungsplan angewiesen. Wenn Sie täglich 50 bis 130 Gramm Kohlenhydrate zu sich nehmen, vermeiden Sie zwar Ketose, aber Sie werden nicht die Ergebnisse erzielen, die Sie von einer kohlenhydratarmen Ernährung erwarten.

Zum Vergleich: In der ersten Phase der meisten kohlenhydratarmen Diäten sind täglich 20 Gramm Zucker erforderlich, die durch Abzug der Ballaststoffe von den Gesamtzuckermengen berechnet werden.

Wenn Sie Gewicht verlieren und gleichzeitig Ketose vermeiden wollen, müssen Sie bei der Kalorienbeschränkung sorgfältiger vorgehen. Wenn Sie die Kohlenhydrate im niedrigen Bereich halten, sollten Sie trotzdem Pfunde verlieren, so eine im Januar 2015 im Journal of Nutrition veröffentlichte Studie.

Die Forscher verwendeten zwei Gruppen von Probanden - übergewichtige Personen und übergewichtige Frauen mit polyzystischem Ovarialsyndrom. Nach 16 Wochen verloren die Probanden, die die Kohlenhydrataufnahme auf 41 Prozent der täglichen Kalorien senkten, 4 Prozent mehr Körperfett als die anderen, die sich fettarm ernährten. Wenn Sie täglich 1.500 Kalorien zu sich nehmen, entsprechen diese 41 Prozent = 153 Gramm Kohlenhydrate pro Tag, was über dem kohlenhydratarmen Bereich liegt.

Auswahl kohlenhydratarmer Lebensmittel

Sie merken vielleicht nicht, wie schnell sich die Kohlenhydrate summieren, wenn Sie eine Diät einhalten, die genügend Kohlenhydrate zur Vermeidung von Ketose zulässt.

Denken Sie zum Beispiel an die Kohlenhydrate in einer Tasse einfachen Hafermehls zum Frühstück - vergessen Sie das Obst, die Milch oder die Süßungsmittel - und zwei Scheiben Vollkornbrot für ein Sandwich zum Mittagessen. Beide haben die gleiche Menge an Kohlenhydraten - 28 Gramm Kohlenhydrate und 4 Gramm Ballaststoffe für jeweils 24 Gramm Kohlenhydrate, also insgesamt 48 Gramm Kohlenhydrate. Mit nur zwei Mahlzeiten würden Sie Ihre täglichen Kohlenhydrate erreichen, wenn Ihr Ziel 50 Gramm täglich wäre.

Der beste Weg, um die Menge an Kohlenhydraten zu Beginn einer Diät zu begrenzen, ist, sich an Lebensmittel zu halten, die keine oder nur eine geringe Menge an Kohlenhydraten enthalten.

Diese Liste umfasst Fleisch, Fisch, Geflügel, Eier und Öle. Die meisten Käsesorten haben nur sehr wenige Kohlenhydrate, mit Ausnahme von Schmelzkäseprodukten und Weichkäse.

Sie können aus den meisten Gemüsesorten wählen, aber vermeiden Sie stärkehaltige, wie Kartoffeln, Bohnen, Erbsen, Mais und Winterkürbis. Bei Obst sollten Sie Beeren verwenden, die weniger Kohlenhydrate haben als andere Sorten. Zum Beispiel hat eine halbe Tasse frische Brombeeren 3 Gramm, verglichen mit 8 Gramm in der Hälfte eines Apfels.

Wichtige Lebensmittel, die bei einer Thonon Diät zu vermeiden sind

Die Thonon Diät hilft Ihnen, Gewicht zu verlieren und Diabetes und andere Krankheiten zu kontrollieren.

Einige Lebensmittel müssen vermieden werden, wie z.B. zuckergesüßte Getränke, Süßigkeiten und Kuchen.

Doch es ist schwieriger herauszufinden, welche Grundnahrungsmittel begrenzt werden müssen. Einige dieser Lebensmittel sind sogar relativ gesund - nur wegen ihrer hohen Zahl an Kohlenhydraten für diese Art Ernährung ungeeignet.

Ihr tägliches Gesamtkohlenhydrat-Ziel bestimmt, ob Sie einige dieser Lebensmittel einschränken oder ganz darauf verzichten müssen. Eine kohlenhydratarme Ernährung enthält normalerweise 20-100 Gramm Kohlenhydrate pro Tag, je nach persönlicher Toleranz.

Hier sind 14 Lebensmittel, die Sie vermeiden oder auf eine kohlenhydratarme Ernährung beschränken müssen.

1. Brot und Getreide

Viele Kulturen haben Brot als ein Grundnahrungsmittel. Es gibt es in verschiedenen Formen, darunter Brote, Brötchen, Fladenbrote und Bagels.

Diese haben jedoch alle einen hohen Anteil an Kohlenhydraten. Dies gilt sowohl für Vollkornsorten als auch für solche, die aus raffiniertem Mehl hergestellt werden.

Die Anzahl der Kohlenhydrate variiert je nach Zutaten und Portionsgröße. Hier finden Sie die Durchschnittswerte für beliebte Brotsorten

- 1 Scheibe Weißbrot: 14 Gramm Kohlenhydrate, davon 1 Gramm Ballaststoff
- 1 Scheibe Vollkornbrot: 17 Gramm Kohlenhydrate, davon 2 Gramm Ballaststoffe
- 1 Mehltortilla: 36 Gramm Kohlenhydrate, davon 2 Gramm Ballaststoffe
- 1 Bagel: 29 Gramm Kohlenhydrate, davon 1 Gramm Ballaststoffe

Je nach Ihrer persönlichen Verträglichkeit mit Kohlenhydraten könnte der Verzehr eines Sandwiches, Burritos oder Bagels Sie in die Nähe Ihres Tageslimits oder sogar darüber bringen.

Wenn Sie Brot dennoch konsumieren möchten, dann machen Sie Ihre eigenen kohlenhydratarmen Brote zu Hause.

Die meisten Getreidearten, darunter Reis, Weizen und Hafer, haben ebenfalls einen hohen Gehalt an Kohlenhydraten und müssen bei einer kohlenhydratarmen Ernährung eingeschränkt oder vermieden werden.

2. Einige Früchte

Ein hoher Verzehr von Gemüse und Obst wurde stets mit einem geringeren Risiko für Herz- und Krebserkrankungen in Verbindung gebracht.

Nicht alle Früchte eignen sich jedoch für die Thonon Diät, da sie zu viele Kohlenhydrate haben.

Eine typische Portion Obst ist 1 Becher (120 Gramm) oder 1 kleines Stück Obst. Ein kleiner Apfel enthält zum Beispiel 21 Gramm Kohlenhydrate, von denen 4 aus Ballaststoffen bestehen.

Bei einer sehr kohlenhydratarmen Ernährung ist es wahrscheinlich eine gute Idee, einige Früchte, insbesondere süße und getrocknete Früchte, die hohe Kohlenhydratwerte haben, zu vermeiden:

- Banane (1 mittelgroß): 27 Gramm Kohlenhydrate, davon 3 aus Ballaststoffen
- Rosinen (30 Gramm): 22 Gramm Kohlenhydrate, davon 1 Gramm Ballaststoffe
- Datteln (2 große): 37 Gramm Kohlenhydrate, davon 4 Gramm Ballaststoffe
- Eine Mango: 29 Gramm Kohlenhydrate, davon 3 Gramm Ballaststoffe

Beeren haben einen niedrigeren Zuckergehalt und einen höheren Ballaststoffgehalt als anderes Obst. Daher können kleine Mengen - etwa 50 Gramm - auch bei sehr kohlenhydratarmen Diäten genossen werden.

3. Stärkehaltiges Gemüse

Viele Diäten erlauben eine unbegrenzte Aufnahme von stärkearmem Gemüse.

Viele Gemüsesorten haben einen sehr hohen Ballaststoffgehalt, was den Gewichtsverlust und die Blutzuckerkontrolle unterstützen kann.

Einige stärkehaltige Gemüsesorten enthalten jedoch mehr verdauliche Kohlenhydrate als Ballaststoffe und sollten bei einer kohlenhydratarmen Ernährung eingeschränkt werden.

Und wenn Sie sich sehr kohlenhydratarm ernähren, sollten Sie diese stärkehaltigen Gemüse am besten ganz meiden:

- Mais (1 Tasse / 175 Gramm): 42 Gramm Kohlenhydrate, davon 5 Gramm Ballaststoffe.
- Kartoffel (1 mittelgroß): 37 Gramm Kohlenhydrate, 4 davon sind Ballaststoffe
- Süßkartoffel/Jamswurzel (1 mittelgroß): 24 Gramm Kohlenhydrate, 4 davon sind Ballaststoffe
- Rüben, gekocht (1 Tasse / 150 Gramm): 16 Gramm Kohlenhydrate, davon 4 Gramm Ballaststoffe

4. Nudeln

Teigwaren sind ein vielseitiges und preiswertes Grundnahrungsmittel, aber sehr kohlenhydratreich und daher nicht für die Nahrungsaufnahme, während der Diät, geeignet.
Eine Tasse (250 Gramm) gekochte Pasta enthält 43 Gramm Kohlenhydrate, von denen nur 3 Gramm Ballaststoffe enthalten sind.

Die gleiche Menge an Vollkornnudeln, mit 37 Gramm Kohlenhydraten, darunter 6 Gramm Ballaststoffe, ist nur geringfügig besser.

Bei einer kohlenhydratarmen Diät ist der Verzehr von Spaghetti oder anderen Nudelsorten keine gute Idee. Es sei denn, Sie nehmen nur eine sehr kleine Portion zu sich, was für die meisten Menschen nicht realistisch ist.

Wenn Sie sich nach Pasta sehnen, aber Ihre Kohlenhydratgrenze nicht überschreiten wollen, versuchen Sie stattdessen spiralförmiges Gemüse oder Shirataki-Nudeln zu machen.

5. Getreide

Zuckerhaltige Frühstücksflocken enthalten sehr viel Zucker und zu viele Kohlenhydrate.

Sie könnten jedoch über die Kohlenhydratwerte gesunder Cerealien überrascht sein.

Zum Beispiel liefert 1 Tasse (90 Gramm) gekochtes normales Hafermehl 32 Gramm Kohlenhydrate, wovon nur 4 davon Ballaststoffe sind.

Stahlschnitthafer wird weniger verarbeitet als andere Arten von Haferflocken und gilt im Allgemeinen als gesünder. Allerdings enthalten 45 Gramm gekochter Stahl-Schnitthafer 29 Gramm Kohlenhydrate, darunter 5 Gramm Ballaststoffe.

Vollkorngetreide neigt dazu, noch mehr zu enthalten. 1/2 Becher (61 Gramm) Müsli enthält 37 Gramm Kohlenhydrate und 7 Gramm Ballaststoffe, während die gleiche Menge Traubennüsse satte 46 Gramm Kohlenhydrate mit 5 Gramm Ballaststoffen enthält.

Abhängig von Ihrem persönlichen Kohlenhydratziel könnte eine Schüssel Müsli leicht Ihr Kohlenhydratziel überschreiten - sogar bevor Milch hinzugefügt wird.

6. Bier

Bei einer kohlenhydratarmen Ernährung kann Alkohol in Maßen genossen werden. Tatsächlich hat trockener Wein nur sehr wenige Kohlenhydrate und harter Schnaps überhaupt keine.

Bier hat jedoch einen ziemlich hohen Anteil an Kohlenhydraten.

Eine 350 ml große Dose Bier enthält im Durchschnitt 13 Gramm Kohlenhydrate. Auch helles Bier enthält 6 Gramm pro gleicher Menge.

Darüber hinaus deuten Studien darauf hin, dass flüssige Kohlenhydrate die Gewichtszunahme stärker fördern, als Kohlenhydrate aus fester Nahrung.

Das liegt daran, dass flüssige Kohlenhydrate nicht so sättigend wie feste Nahrung sind und den Appetit nicht annähernd so stark zu stillen scheinen.

7. Joghurt

Joghurt ist ein schmackhaftes, vielseitiges Nahrungsmittel. Obwohl normaler Joghurt relativ wenig Kohlenhydrate enthält, neigen viele Menschen dazu, fruchtig gewürzte, gesüßte, fettarme oder fettfreie Joghurts zu essen.

Ein Dessert und ein gesüßter Joghurt enthalten die gleiche Menge an Kohlenhydraten.

Ein Becher (245 Gramm) fettarmer, gesüßter Fruchtjoghurt kann bis zu 47 Gramm Kohlenhydrate enthalten, was sogar höher ist als eine vergleichbare Portion Eiscreme.

Wählt man jedoch einen 1/2 Becher (120 Gramm) einfachen griechischen Joghurt mit einem 1/2 Becher (50 Gramm) Himbeeren oder Brombeeren, so bleiben die verdaulichen Kohlenhydrate unter 10 Gramm.

8. Saft

Saft ist eines der schlechtesten Getränke, die Sie bei der Thonon-Diät trinken können.

Obwohl er einige Nährstoffe liefert, hat Fruchtsaft einen sehr hohen Anteil an schnell verdaulichen Kohlenhydraten, die Ihren Blutzucker schnell ansteigen lassen.

Zum Beispiel enthalten 355 ml Apfelsaft 48 Gramm Kohlenhydrate. Selbst Soda hat mit 39 Gramm Kohlenhydrate weniger als Saft. Traubensaft enthält pro Portion von 355 ml satte 60 Gramm Kohlenhydrate.

Auch wenn Gemüsesaft nicht annähernd so viele Kohlenhydrate enthält wie sein Pendant aus Obst, enthält eine Portion Gemüsesaft von 355 ml immer noch 16 Gramm Kohlenhydrate, von denen nur 2 Gramm aus Ballaststoffen bestehen.

Darüber hinaus ist Saft ein weiteres Beispiel für flüssige Kohlenhydrate, die das Appetitzentrum Ihres Gehirns möglicherweise nicht auf dieselbe Weise, wie feste Kohlenhydrate verarbeitet. Das Trinken von Saft kann später am Tag zu erhöhtem Hunger und erhöhter Nahrungsaufnahme führen.

9. Fettfreie und fettarme Salatdressings

Mit der Thonon-Diät kann eine große Vielfalt an Salaten regelmäßig genossen werden.

Kommerzielle Dressings - vor allem fettfreie und fettarme Sorten - enthalten mehr Kohlenhydrate, als man erwarten würde.

Zum Beispiel enthalten 2 Esslöffel (30 ml) fettfreies französisches Salatdressing 10 Gramm Kohlenhydrate. Eine gleiche Portion fettfreies Ranch-Dressing enthält 11 Gramm Kohlenhydrate.

Viele Menschen verwenden gewöhnlich mehr als 2 Esslöffel (30 ml), insbesondere bei einem großen Vorspeisensalat. Um die Kohlenhydrate zu minimieren, sollten Sie Ihren Salat mit einem cremigen, fettarmen Dressing anrichten.

Am besten verwenden Sie einen Spritzer Essig und Olivenöl, was mit einer verbesserten Herzgesundheit verbunden ist und somit den Gewichtsverlust unterstützen kann.

10. Hülsenfrüchte und Bohnen

Hülsenfrüchte und Bohnen sind sehr nahrhafte Lebensmittel.

Sie können viele Vorteile für die Gesundheit bieten, darunter eine Verringerung des Entzündungs- und Herzkrankheitsrisikos.

Obwohl sie einen hohen Ballaststoffgehalt haben, enthalten sie auch eine beachtliche Menge an Kohlenhydraten. Je nach persönlicher Verträglichkeit können Sie kleine Mengen in eine Thonon Diät mit aufnehmen.

Hier sind die Kohlenhydratwerte für 160-200 Gramm gekochte Bohnen und Hülsenfrüchte:

- Linsen: 40 Gramm Kohlenhydrate, davon sind 16 Gramm Ballaststoffe
- Erbsen: 25 Gramm Kohlenhydrate, davon sind 9 Gramm Ballaststoffe
- Schwarze Bohnen: 40 Gramm Kohlenhydrate, davon sind 15 Gramm Ballaststoffe
- Pintobohnen: 45 g Kohlenhydrate, davon 15 g Ballaststoffe
- Kichererbsen: 44 Gramm Kohlenhydrate, davon sind 12 Gramm Ballaststoffe
- Kidneybohnen: 39 Gramm Kohlenhydrate, davon 1 sind 3 Gramm Ballaststoffe

11. Zucker oder Honig in jeder Form

Ihnen ist wahrscheinlich bekannt, dass zuckerreiche Lebensmittel wie Süßigkeiten, Kekse und Kuchen bei einer kohlenhydratarmen Ernährung nicht erlaubt sind. So versteht es sich auch bei der Thonon Diät, dass diese Lebensmittel nicht erlaubt sind.

Vielleicht ist Ihnen jedoch nicht bewusst, dass natürliche Formen von Zucker genauso viele Kohlenhydrate haben können, wie weißer Zucker. Tatsächlich haben viele von ihnen sogar noch mehr Kohlenhydrate, wenn sie in Esslöffeln gemessen werden.

Hier sind die Kohlenhydratwerte für einen Esslöffel mehrerer Zuckerarten:

- Weißzucker: 12,6 Gramm Kohlenhydrate
- Ahornsirup: 13 Gramm Kohlenhydrate
- Agaven-Nektar: 16 Gramm Kohlenhydrate
- Honig: 17 Gramm Kohlenhydrate

Darüber hinaus haben diese Süßstoffe wenig bis gar keinen Nährwert. Wenn die Aufnahme von Kohlenhydraten begrenzt ist, ist es besonders wichtig nahrhafte, ballaststoffreiche Kohlenhydratquellen zu wählen.

Um Lebensmittel oder Getränke ohne Zusatz von Kohlenhydraten zu süßen, wählen Sie stattdessen einen gesunden Süßstoff.

12. Chips und Cracker

Cracker und Chips sind beliebte Snacks, aber deren Kohlenhydrate können sich schnell summieren.

Denn 28 Gramm Tortilla-Chips enthalten 18 Gramm Kohlenhydrate, von denen nur ein Gramm Ballaststoffe sind. Das sind etwa 10-15 durchschnittlich große Chips.

Cracker variieren im Kohlenhydratgehalt je nach Verarbeitung. Doch selbst Vollkorn-Cracker enthalten etwa 19 Gramm Kohlenhydrate pro 28 Gramm (1 Unze), darunter 3 Gramm Ballaststoffe.

Verarbeitete Snacks werden normalerweise in großen Mengen innerhalb kurzer Zeit verzehrt. Es ist am besten, sie zu vermeiden, besonders wenn Sie eine kohlenhydratarme Diät machen.

13. Milch

Milch ist eine ausgezeichnete Quelle für Kalium, Kalzium und mehrere B-Vitamine.

Sie enthält jedoch auch ziemlich viele Kohlenhydrate. Vollmilch bietet die gleichen 12-13 Gramm Kohlenhydrate pro 240 ml wie fettarme und fettfreie Sorten.

Wenn Sie nur ein oder zwei Esslöffel (15-30 ml) pro Tag in den Kaffee geben, können Sie möglicherweise kleine Mengen Milch in Ihre kohlenhydratarme Ernährung aufnehmen.
Dennoch sind Sahne oder nur die fettreduzierte Milch besser geeignet, wenn Sie öfter Kaffee trinken, da diese nur wenig Kohlenhydrate enthalten.

Wenn Sie gerne Milch glasweise trinken oder sie zur Herstellung von Lattés oder Smoothies verwenden, sollten Sie stattdessen ungesüßte Mandel- oder Kokosmilch probieren.

14. Backwaren ohne Gluten

Gluten ist ein Protein, das in Gerste, Roggen und in Weizen vorkommt.

Glutenfreie Diäten sind in den letzten Jahren sehr beliebt geworden und werden bei Menschen, die an Zöliakie leiden, benötigt.

Bei der Autoimmunerkrankung Zöliakie entzündet sich der Darm als Reaktion auf das Gluten.

Dennoch sind glutenfreie Brote, Muffins und andere Backwaren in der Regel nicht kohlenhydratarm. Tatsächlich enthalten sie oft noch mehr Kohlenhydrate als ihre glutenhaltigen Pendants.

Darüber hinaus wird das Mehl, das zur Herstellung dieser Lebensmittel verwendet wird, in der Regel aus Stärke und Getreide hergestellt, die den Blutzuckerspiegel schnell ansteigen lassen.

Sich an Vollwertnahrungsmittel zu halten oder Mandel- oder Kokosmehl für die Herstellung eigener kohlenhydratarmer Backwaren zu verwenden, ist eine bessere Strategie als der Verzehr von verarbeiteten glutenfreien Lebensmitteln.

Warum eine kalorienarme Ernährung?

Thonon ist vor allem eine kalorienarme Ernährung. Kalorienarm, weil diese Diät Sie zwingt, sich kalorienarm zu ernähren, damit Ihr Organismus, der Energie sucht, seine Fettreserven aufbrauchen kann. Ihr Körper arbeitet an seinen Reserven und Sie können Ihre Fettmasse schmelzen.

Es geht nicht um das Zählen von Kalorien, das ist nie zwingend notwendig bei der Gewichtsabnahme. Kalorien beziehen sich einfach auf eine Energiemenge, und alle Schlankheits- oder Gewichtsabnahme-Diäten sind kalorienarm (mit sehr geringer Kalorienaufnahme). Weitere Informationen zu diesem Thema finden Sie auf der Seite über kalorienarme Ernährung auf der Website Change Your Body.

Eine proteinreiche Diät

Die Thonon-Diät erfordert den Verzehr von viel Eiweiß und damit vor allem von Fleisch. Gleichzeitig müssen Sie den Verbrauch von Kohlenhydraten (wir sprechen hier von einer zuckerfreien Ernährung) und Lipiden drastisch reduzieren. Dies sind die Proteine, die es Ihnen ermöglichen werden, Gewicht zu verlieren, ohne Ihre Muskeln zu verlieren.

Was die Mengen betrifft, so wird es darum gehen, vor den zwei Wochen der Diät zwischen 50 und 100 Gramm Proteine pro Tag zu essen. Diese hohe Proteinzufuhr bringt die Thonon-Diät näher an die Hyperprotein-Diät, die es Ihnen ermöglicht abzunehmen ohne Muskelmasse zu verlieren, unabhängig vom Stoffwechsel.

Warum eine salzfreie Diät?

Ohne Salz, weil Salz Wasserrückstände verursacht. Indem Sie Salz in Ihrer Ernährung verringern oder sogar entfernen, ermöglichen Sie Ihrem Körper, einen Teil des im Gewebe gespeicherten Wassers auszuscheiden. Darüber hinaus verleitet eine salzige Ernährung zum Verzehr süßer Produkte, die aus der Thonon-Diät verbannt sind.

Wie lange dauert es, Gewicht zu verlieren?

Verlieren Sie bis zu 10 Kilo in nur 14 Tagen! Wenn die Thonon-Diät so populär ist, dann deshalb, weil sie es Ihnen ermöglicht, in Rekordzeit ein beträchtliches Gewicht zu verlieren, bis zu 10 Kilo in nur 2 Wochen!

Damit die Thonon-Diät wirksam ist, ist es notwendig, ihre Etappen genauestens zu befolgen, den Inhalt der aufgezeigten Mahlzeiten nicht zu verändern und die Reihenfolge der Mahlzeiten (ob zum Frühstück, Mittagessen oder Abendessen) zu einzuhalten.

Man muss auch bestimmte Fallstricke, wie Abweichungen oder Begierden, vermeiden und in guter körperlicher und geistiger Gesundheit sein. Schließlich sollten Sie sich vor Beginn der Thonon-Diät fragen, ob Sie wirklich abnehmen wollen, denn Motivation ist der Schlüssel zum Erfolg.

Für wen ist die Thonon-Diät gedacht?

Die Thonon-Diät eignet sich für Menschen, die dringend abnehmen wollen und nachweislich übergewichtig sind. Sie ist eine bewährte Lösung, aber dieses System erfordert große Disziplin.

Diese Diät ist für Menschen gedacht, deren Körper wahrscheinlich eine scharfe und abrupte Veränderung der Lebensmittelgewohnheiten ertragen muss. Sie müssen also bei guter körperlicher und moralischer Gesundheit sein. Andernfalls wird es schwierig sein, sie zu halten und es besteht die Gefahr, dass das System schon nach wenigen Tagen mit der Rückgewinnung der verlorenen Pfunde (der so genannte Jojo-Effekt) beginnt.

Man muss Fleisch, Fisch und Eier mögen, denn die Diät basiert hauptsächlich auf der Aufnahme von Proteinen. Man sollte nicht von einer Mahlzeit zur anderen wechseln und sehr vorsichtig sein, was die Zusammensetzung der vorgestellten Menüs betrifft. Man muss auf Salz und Zucker verzichten.

Wenn Sie die Gewohnheit verloren haben, Gemüse und Früchte zu essen, werden Sie sie mit der Thonon-Diät wieder lernen. Um ausgewogen zu sein, muss eine Mahlzeit diese Nahrungsmittel enthalten. Sie sind für die Gewichtsabnahme unerlässlich.

Diese Diät wird für Menschen empfohlen, die zu sehr hohen Ansprüchen an sich selbst und zu selbstbewusster Entschlossenheit fähig sind.

Nun sind wir am Ende angekommen. Ich möchte mich erstmal bei Ihnen bedanken, dass Sie bis hierher gelesen haben. Ich hoffe, dass Sie bisher einen guten Einblick in die Thonon-Diät bekommen konnten.
Auf den folgenden Seiten haben Sie nun die Möglichkeit Ihre Gedanken festzuhalten.

Meine Notizen

Mein Plan – meine Umsetzung

Platz für meine Notizen und Ideen

Schlusswort

Mit der Thonon-Diät haben Menschen, die abnehmen möchten, eine großartige Diät an der Hand.

Neben dem schnellen Gewichtsverlust ist die Diät durch einfache Rezepte und eine exakte Anleitung geprägt. Jeder Mensch, der ernsthaft abnehmen will, wird mit der Thonon-Diät eine schnelle Gewichtsabnahme von bis zu 10 Kilo in ca. 14 Tagen erzielen.

Die Vor- und Nachteile für die Gesundheit und den menschlichen Körper wurden in diesem Buch dargestellt. Wichtig ist, dass Sie sich vor Beginn der Ernährungsumstellung mit Ihrem Arzt in Verbindung setzten und ihn von Ihrem Vorhaben wissen lassen.

Sie werden in der ersten Phase schnell an Gewicht verlieren und die Phase 2, die Stabilisierungsphase sorgt dafür, dass Sie keinen Jo-Jo-Effekt erfahren. Durch die Anpassung der Ernährung in diesen beiden Phasen, wird die Thonon-Diät Ihre Erfolgsdiät werden.

Wenn Sie diese Regeln beachten, wird die Thonon-Diät, die beste Diät Ihres Lebens werden und Sie können nach der Reise mit der Thonon-Diät ein neues „Ich“ im Spiegel erblicken.

Ich wünsche Ihnen mit diesem Leitfaden und der Thonon-Diät alles Gute und viel Erfolg, dass Sie endlich Ihre überschüssigen Pfunde loswerden.

Ihre Erfolge interessieren uns natürlich sehr. Wenn Sie diese mit uns teilen möchten oder uns ein Feedback zum Buch geben möchten oder weitere Informationen wünschen, dann schreiben Sie uns gerne an mh.buchfeedback@gmail.com

Wir freuen uns, von Ihnen zu lesen und drücken nun die Daumen für eine erfolgreiche Umsetzung.

Viel Erfolg wünscht Ihnen,

Felicia Seebacher

Weitere Buchempfehlungen

An dieser Stelle möchte ich Ihnen danken, dass Sie bis zum Schluss in dem Buch gelesen haben und möchte es nicht versäumen Ihnen auch meine anderen Bücher zu empfehlen, die Sie ebenfalls bei Amazon erwerben können.

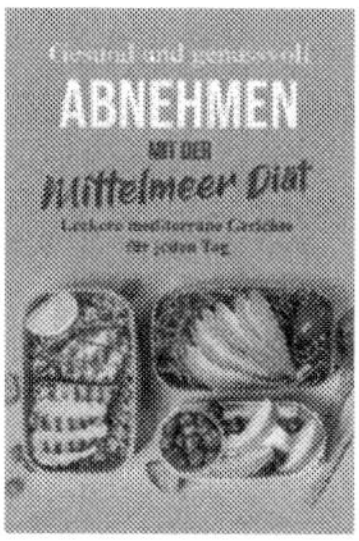

Gesund und genussvoll abnehmen mit der Mittelmeer Diät. Damit holen Sie sich den Urlaub nach Hause und genießen schmackhafte Gerichte, die uns immer an einen wunderschönen Urlaub am Mittelmeer erinnern. Ganz nebenbei tun Sie Ihrer Gesundheit etwas Gutes und verlieren noch ein paar lästige Pfunde.

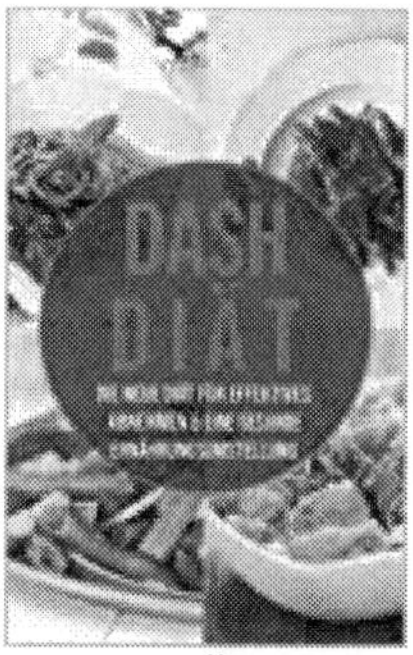

DASH DIÄT – **die neue Diät für effektives Abnehmen und eine gesunde Ernährungsumstellung**

Dieses Buch richtet sich an alle, die Ihrer Gesundheit etwas Gutes tun möchten und Ihre Ernährung dahingehend verbessern möchten. Auch Personen, die unter Bluthochdruck leiden, bekommen hier einen Leitfaden an die Hand, der Ihnen Hilft, die Ernährung anzupassen.

Haftungsausschluss

Der Inhalt dieses Buches wurde mit großer Sorgfalt geprüft und erstellt. Für sämtliche Inhalte kann jedoch keine Garantie übernommen werden. Dies gilt weder für die Richtigkeit, Vollständigkeit, noch Aktualität der Inhalte. Alle enthaltenen Informationen basieren lediglich auf die eigene Meinung und persönliche Erfahrung des Autors. Der Inhalt darf keines Falls als medizinische Hilfe gesehen werden.

Für selbstverursachte Schäden und Fehlhandlung des Lesers wird daher keine juristische Haftung Seitens des Autors übernommen. Zudem garantiert der Autor für keinerlei Erfolge mit den, im Buch erwähnten Informationen, da diese wie oben genannt nur auf persönliche Erfahrungen des Autors basieren. Die Verantwortung für die im Buch beschriebenen Ziele liegt einzig und allein beim Leser selbst. Lassen Sie sich von Ihrem Arzt durchchecken, ob diese Diät für Sie geeignet ist.

Gleichzeitig wird keine Haftung auf den im Buch angegebenen Quellen und externen Webseiten übernommen. Für all diese Inhalte ist einzig und allein der jeweilige Webseitenbetreiber verantwortlich, weshalb der Autor automatisch von einer Haftung ausgeschlossen ist.

Urheberrecht

Alle Rechte, auch die der Übersetzung, des Nachdrucks und der Vervielfältigung des Werkes oder Teilen daraus, sind vorbehalten. Kein Teil des Werkes darf ohne schriftliche Genehmigung des Herausgebers in irgendeiner Form, reproduziert oder unter Verwendung elektronischer Systeme verarbeitet, vervielfältigt oder verbreitet werden.
Die Wiedergabe von Gebrauchsnamen, Handelsnamen, Warenbezeichnungen usw.in diesem Werk berechtigt auch ohne besondere Kennzeichnung nicht zu der Annahme, dass solche Namen im Sinne der Waren- und Markenschutz-Gesetzgebung als frei zu betrachten wären und daher von jedermann benutzt werden dürfen. Trotz sorgfältigem Lektorat können sich Fehler einschleichen. Der Autor und Herausgeber sind deshalb dankbar für diesbezügliche Hinweise.
Jegliche Haftung ist ausgeschlossen, alle Rechte bleiben vorbehalten.

Impressum

© Felicia Seebacher

1. Auflage 2020

Alle Rechte vorbehalten.
Nachdruck, auch auszugsweise, verboten.

Kein Teil dieses Werkes darf ohne schriftlich Genehmigung des Autors in irgendeiner Form reproduziert, vervielfältigt oder verbreitet werden.

Kontakt: c/o Michaela Haprich, Am Gellmannsrödchen 11, 63533 Mainhausen
mh.buchfeedback@gmail.com

Covergestaltung: Eigengestaltung
Fotos: lizenzfrei erworben bei Pexels.com

Printed in Germany
by Amazon Distribution
GmbH, Leipzig

23368291R00061